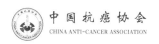

中国抗癌协会
CHINA ANTI-CANCER ASSOCIATION

免疫治疗

中国肿瘤整合诊治技术指南（CACA）

CACA TECHNICAL GUIDELINES FOR HOLISTIC INTEGRATIVE MANAGEMENT OF CANCER

2023

丛书主编：樊代明

主　编：任秀宝　黄　波　王建祥

　　　　韩为东　沈　琳　张会来

U0244947

天津出版传媒集团

天津科学技术出版社

图书在版编目(CIP)数据

免疫治疗 / 任秀宝等主编. -- 天津 : 天津科学技术出版社, 2023.6
("中国肿瘤整合诊治技术指南(CACA)"丛书 / 樊代明主编)
ISBN 978-7-5742-1118-6

Ⅰ.①免… Ⅱ.①任… Ⅲ.①肿瘤免疫疗法 Ⅳ.①R730.51

中国国家版本馆 CIP 数据核字(2023)第 076454 号

免疫治疗
MIANYI ZHILIAO

策划编辑：方　艳
责任编辑：李　彬
责任印制：兰　毅

出　　版：天津出版传媒集团
　　　　　天津科学技术出版社
地　　址：天津市西康路35号
邮　　编：300051
电　　话：(022)23332390
网　　址：www.tjkjcbs.com.cn
发　　行：新华书店经销
印　　刷：天津中图印刷科技有限公司

开本 787×1092　1/32　印张 7.125　字数 109 000
2023年6月第1版第1次印刷
定价：84.00元

编委会

丛书主编

樊代明

名誉主编

王福生

主　编

任秀宝　黄　波　王建祥　韩为东　沈　琳　张会来

副主编（以姓氏拼音排序）

陈陆俊　崔久嵬　傅阳心　高全立　韩　露　蒋敬庭
李志铭　刘　洋　施　明　孙　倩　田志刚　王　琦
魏　嘉　谢兴旺　徐本玲　徐　斌　徐开林　张　俊
张清媛　张　曦　张　星　张　毅　赵　华　郑　晓

编　委（以姓氏拼音排序）

白　鸥　岑　洪　陈美霞　陈耐飞　陈小兵　陈新峰
陈有海　储以微　邓　琦　方维佳　丰凯超　冯慧晶
福军亮　付晓敏　高　静　高玉环　郭　冰　郭　凯
郭志鹏　韩　颖　郝建峰　何向锋　胡永仙　黄瑞昊
金正明　李佳艺　李兰芳　李　萍　李润美　李铁鹏
李　维　李　岩　李永红　李玉富　李志芳　梁爱斌
林万松　林　欣　刘　畅　刘继彦　刘　亮　刘　鹏

刘莎莎　刘颖婷　卢楠楠　吕　静　牛　超　潘　静
秦国慧　秦艳茹　阙　旖　桑　威　单保恩　施锦虹
史凤霞　苏丽萍　陶　荣　王春萌　王皞鹏　王江华
王盛典　王　欣　王　迎　王子兵　魏　枫　翁德胜
吴剑秋　谢云波　邢　伟　徐　祥　许辉茹　薛宏伟
闫志凌　颜次慧　杨金艳　杨　菊　杨　黎　杨清明
杨勇豪　姚　宏　叶韵斌　张俊萍　张连军　张维红
张新伟　张旭东　张艳桥　张　燕　张　勇　赵东陆
赵玲娣　赵文辉　郑利民　郑盼盼　周尘飞　周　辉
周　伟　周　游　周智锋　朱　波　卓明磊　邹德慧
邹立群

编写秘书

孙　倩　杨　黎　王　迎　李兰芳　齐长松　荣光华
徐本玲　徐　斌　谢云波

目录 Contents

第一章

细胞治疗技术概述

一、细胞治疗技术历史

（一）早期非靶向性免疫细胞疗法演化历史

最早用于治疗肿瘤的免疫细胞疗法是淋巴因子激活的杀伤细胞疗法（lymphokine‑activated killer cell，LAK），由 Steven A. Rosenberg 等于 20 世纪 80 年代提出，即在体外使用细胞因子 IL‑2 对外周血淋巴细胞进行诱导扩增，产生对肿瘤具有杀伤能力的细胞。LAK 细胞治疗会使用大剂量 IL‑2，故致不良反应，由于疗效欠佳且不良反应严重，LAK 疗法目前已被淘汰。

肿瘤浸润淋巴细胞疗法（tumor infiltrating lympho‑cyte，TIL）与 LAK 疗法几乎同一时期诞生，1986 年 Steven A. Rosenberg 从小鼠肿瘤中分离出浸润淋巴细胞，在体外扩增后输入荷瘤小鼠，发现小鼠肿瘤生长被明显抑制。使用的 TIL 是从肿瘤组织中分离的淋巴细胞，成分不单一，主要是 T 细胞。由于 TIL 浸润到肿瘤组织内部，多数已具备识别肿瘤抗原并杀伤瘤细胞的能力，将其在体外扩增后回输患者就可产生更强控瘤效果。相对 LAK 疗法，TIL 的有效性和安全性更强。

继 LAK 和 TIL 后，1991 年 Schmidt‑Wolf GH 报道细胞因子诱导的杀伤细胞（cytokine‑induced killer cell，

CIK cell）具有较强增殖能力和控瘤能力。CIK细胞是由外周血单个核细胞经多种细胞因子（CD3Ab、IL-2、IFN-γ等）刺激产生的一类异质性细胞，主要细胞群体同时表达CD3和CD56，兼具T细胞和NK细胞特点，具有强大控瘤特性。在体外实验中，CIK细胞能对多种类型瘤细胞发挥广谱控瘤能力。

（二）基因工程介导的强靶向性细胞疗法演化历史

1.CAR-T疗法的历史

嵌合抗原受体（chimeric antigen receptor，CAR）修饰的T细胞疗法（CAR-T疗法），是典型基因工程介导的免疫细胞疗法。CAR是一种人工构建的细胞表面受体，由能够识别肿瘤抗原的胞外单链抗体可变区和胞内信号传导区域组成。T细胞过表达CAR分子后，能识别瘤细胞表面肿瘤抗原并被激活，从而特异性杀伤瘤细胞。

嵌合受体的概念最初在1987年由Kuwana首次报道，当时的嵌合受体由TCR恒定区及抗体可变区组合而成。1989年，Zelig Eshhar和Giden Gross将这类嵌合受体导入T细胞，成功实现T细胞依靠嵌合受体来识别抗原。1991年，Arthur Weiss首次在嵌合受体中加入CD3ζ结构域，让嵌合受体得以激活 T 细胞信号传导。1993 年，Zelig Eshhar 构建过表达单链可变区（single-chain fragment variable，ScFv）和 CD3ζ 结构域的第一代 CAR-T 细胞。随后在 2000 年，第一代 CAR-T 细胞进行了首次临床试验。2019 年，Arthur Weiss 与 Zelig Eshhar 等因嵌合型抗原受体的发明，荣获美国癌症研究所 William Coley 奖。

第一代 CAR-T 细胞疗法的临床疗效不尽如人意，主要原因是一代 CAR-T 细胞在患者体内的增殖能力有限。为增强 CAR-T 细胞的体内增殖能力和控瘤功能，在 CAR 胞内段增加了额外共刺激结构域。1998 年，Finney HM 在嵌合受体胞内近膜端加入 CD28 信号域，发现能够增强 CAR-T 细胞在被固相抗原刺激下产生 IL2 细胞因子的能力。2003 年，Michel Sadelain 证明将 CD28 共刺激结构域添加到第一代 CAR 胞内段后能显著提升 CAR-T 细胞的持久性和控瘤能力。2004 年，Dario Campana 构建了含 41BB 结构域的靶向 CD19 的 CAR-T 细胞，并证明其比一代 CAR-T 细胞更强大的肿瘤杀伤能力。此后，这种胞外由靶向肿瘤抗原的 ScFv 组成，胞内含一个共刺激信号结构域（CD28 或 41BB）和 CD3ζ 结构域的

CAR 被称为第二代 CAR。2010 年起，第二代 CAR-T 细胞逐渐开展临床试验，胞内含 CD28 或 41BB 结构域的靶向 CD19 的 CAR-T 细胞均取得了较好临床疗效，展现出前所未有的临床应用价值。

在二代 CAR-T 细胞基础上，学界依然在优化和改进 CAR-T 细胞以追求更强治疗效果。2009 年，Carl H. June 构建出第三代 CAR-T 细胞，其胞内部分包含两个共刺激信号结构域（CD28 和 41BB），进一步增强激活信号。三代 CAR-T 细胞能分泌更高水平细胞因子且增殖能力更强，但 CAR-T 细胞因过度活化而分泌大量细胞因子带来更大安全风险。为让 CAR-T 细胞更好地在肿瘤微环境中发挥功能，第四代 CAR-T 细胞在二代基础上，把 CAR-T 细胞作为递送载体，赋予 CAR-T 细胞额外分泌细胞因子（如 IL15、IL12、IL18 等）能力。

CAR-T 疗法在血液肿瘤临床治疗上取得成功案例激励着学界努力摸索新的免疫细胞疗法。近几年，自然杀伤细胞（natural killer cell，NK）成为下一个被基因工程改造的对象。NK 细胞是一种天然免疫细胞，具有与 T 细胞完全不同的靶细胞识别方式，能泛特异性识别并杀死瘤细胞。外周血中大约 90% NK 细胞为 $CD16^+CD56^{dim}$ 亚群，表面表达杀伤细胞免疫球蛋白样受体（killer-cell immunoglobulin-like receptor，KIR）和CD57，这群细胞通过产生穿孔素、颗粒酶和抗体依赖细胞介导的细胞毒性作用（antibody dependent cellular cytotoxicity，ADCC）发挥细胞毒作用；而占约10%的$CD16^-CD56^{bright}$亚群通过分泌细胞因子发挥免疫调节功能，其大部分聚集在二级淋巴组织，如扁桃体和淋巴结中。NK细胞对肿瘤、病毒、寄生菌和机体老化变异细胞都具极强杀伤和清除能力，在清除瘤细胞方面，NK细胞通过内识别方式直接识别恶变瘤细胞并被激活，对肿瘤有很好杀伤作用。在NK细胞上通过基因工程表达CAR之后，能增强NK细胞杀伤靶向性，达到治疗肿瘤的效果。为避免免疫排斥反应，CAR-T疗法使用的T细胞常来源于患者本身。由于NK细胞不表达TCR，不会导致TCR介导的排斥反应，因此，CAR-NK疗法优势在于同种异体的CAR-NK细胞不会引起移植物抗宿主病（graft versus host disease，GVHD），且几乎不会引发严重不良反应，其安全性更高。

2.TCR-T疗法的历史

T细胞受体（T cell receptor，TCR）修饰的T细胞疗

法（TCR-T疗法）的发明与TIL疗法一脉相承。TIL疗法问世之后，其确实展现出治疗肿瘤的有效性，但很难广泛用于临床。这是因为TIL疗法中使用的肿瘤浸润T细胞取材较难，在手术取下的瘤组织中难以获得足量TIL进行治疗。TCR-T疗法是从TIL中鉴定出能特异性识别肿瘤抗原的TCR序列，并将其导入患者外周血来源的T细胞，回输患者体内后能够发挥特异性识别和杀伤瘤细胞作用，这就解决了传统TIL疗法中难以获得有效数量的细胞的难题。2006年，TCR-T细胞进行首次临床试验，Richard A Morgan给患者外周血来源T细胞转入了能特异识别MART-1的TCR序列，经体外扩增后回输患者，最终观察到两位患者达到客观缓解。与CAR-T疗法相比，TCR-T疗法在实体瘤治疗中优势更大，目前针对黑色素瘤、多发性骨髓瘤、食管癌、结直肠癌的临床试验正在进行，发展潜力不可小觑。

二、细胞治疗技术原理

（一）T细胞免疫

T细胞介导的细胞免疫是免疫系统的重要组成部分，不仅能清除病变感染细胞达到免疫监视作用，同时在抵御外来病原入侵中扮演重要角色。T淋巴细胞来源于骨髓中的造血干细胞，在胸腺中进一步发育，最终成为具有免疫功能的T细胞。根据不同表面标志物，T细胞可被分为不同亚群，不同群体T细胞发挥不同免疫功能。CD4⁺ T细胞能识别MHC Ⅱ类分子呈递的抗原，被激活后能分泌细胞因子调控其他免疫细胞进行免疫应答。CD8⁺ T细胞在被MHC Ⅰ类分子呈递的抗原激活后，能分泌和释放颗粒酶B和穿孔素，从而杀伤被病原体感染的细胞及突变细胞。

TCR是T细胞识别靶细胞过程中必不可少的关键分子，由α链和β链组成的异二聚体，每一条链又可被分为可变区（V区）和恒定区（C区）。为能应对各种各样外源抗原，TCR分子抗原结合位点也具非常丰富的多样性，α链和β链经V（D）J重组后形成容量极大的TCR序列库。在遇到靶细胞时，TCR会与抗原肽和MHC分子形成三元复合物，TCR能直接与MHC分子和抗原肽结合。与抗原结合后，TCR向下游传递信号还需依赖TCR相关分子，最重要的是CD3。CD3由6条跨膜蛋白组成，与TCR组成一个复合体，在TCR与配体结合后，CD3的胞内部分向下游传递信号。除TCR与pMHC分子结合产生第一信号外，T细胞完全激活还需依赖第二信号。第二信号是共刺激信号，来源于TCR周围共刺激受体（如CD28、ICOS、41BB等），这些受体识别抗原呈递细胞表面表达的相应配体，增强T细胞激活。

在控瘤免疫反应中，T细胞发挥重要作用。首先，CD8⁺细胞毒性T细胞能杀伤瘤细胞，有效控制肿瘤生长。CD4⁺辅助性T细胞能释放多种细胞因子如IL2、IFNγ和TNF等，一方面增强细胞毒性T细胞效应能力和增殖潜能，另一方面还作用于瘤细胞，促使其上调MHC Ⅰ类分子，帮助细胞毒性T细胞识别瘤细胞。在肿瘤患者体内，免疫系统免疫监视能力不足以清除瘤细胞。瘤细胞改变自身抗原从而逃逸免疫细胞攻击，分泌抑制性细胞因子导致杀伤性免疫细胞难以发挥正常功能。临床上T细胞免疫疗法的目的就是扩充和增强T细胞控瘤能力，通过基因工程改造增强T细胞特异性识别和杀伤瘤细胞的功能，通过体外扩增T细胞来扩充数量。

（二）肿瘤浸润淋巴细胞疗法（TIL）

1.TIL疗法的原理

TIL过继治疗是一种高度个体化的肿瘤免疫疗法。通过活检或手术从肿瘤部位分离并筛选获取淋巴细胞，在体外用白细胞介素-2（IL2）刺激并大量扩增，然后回输到患者体内。自从Rosenberg成功地将TIL疗法用于转移性黑色素瘤患者，显示出令人印象深刻的临床效果后，一系列临床试验相继开展。该疗法大致分四个步骤：①患者进行手术活检，获得足够肿瘤组织后从中提取和分离TIL细胞；②对分离出的TIL细胞加入IL2在体外对其进行扩增培养，得到一定细胞数量后用患者自身瘤细胞与其共培养，筛选出对瘤细胞有反应的TIL细胞；③将筛选得到的肿瘤特异性TIL细胞进一步扩增培养；④回输患者体内。

2.TIL疗法优势和局限性

多年的临床研究表明，TIL疗法在治疗实体瘤的优势更大。实体瘤瘤细胞异质性强，单一肿瘤抗原靶点不能覆盖所有瘤细胞，所以靶向单一肿瘤抗原的细胞疗法（如CAR-T）治疗实体瘤效果不佳。而TIL疗法中使用的细胞是对肿瘤具有反应性的一群异质性细胞，这些细胞靶向的抗原各不相同，能识别患者肿瘤组织中一系列肿瘤抗原，所以TIL疗法在面对异质性较强的实体瘤时能更高效杀伤肿瘤。

但TIL疗法在临床应用中也有一些局限性。首先，临床上一些患者的肿瘤组织无法分离出足够数量的TIL细胞以供体外筛选和扩增培养；其次，部分TIL细胞输入体内后会发生功能耗竭导致疗效变差；此外，TIL疗法的制备工艺较复杂且成本较高，在体外对TIL细胞进行筛选和扩增的过程耗时较长。

（三）CAR-T细胞免疫疗法

1.CAR-T疗法的原理

CAR-T疗法是目前临床恶性肿瘤治疗中探索最多的免疫细胞疗法，其原理是在T细胞上组装一个能特异识别肿瘤抗原并且激活T细胞的CAR分子。CAR分子结构由3部分组成：胞外区是一个单链抗体可变区（ScFv），能特异识别肿瘤抗原；跨膜区常用CD8或CD28分子穿膜区作为胞内与胞外连接桥梁；胞内区结构根据CAR-T技术的更新迭代略有不同，目前临床使用最多的二代CAR的胞内区包含一个共刺激结构域（CD28或41BB）和CD3ζ结构域。

CAR-T细胞制备流程如下：①采集患者外周血单个核细胞并富集其中T淋巴细胞；②T细胞激活与CAR分子转导；③CAR-T细胞扩增培养，加入细胞因子（IL2、IL7、IL15等）促进CAR-T细胞增殖；④CAR-T细胞质控检测；⑤CAR–T细胞回输。

2.CAR–T疗法优势和局限性

作为临床上发展最快的免疫细胞疗法，CAR–T疗法的优势显而易见。首先，CAR–T细胞不会受靶细胞上MHC分子限制，而是靠ScFv直接结合肿瘤抗原，亲和力和特异性强；其次，CAR–T细胞在体内扩增能力强，且能分化出记忆表型的T细胞，能长期发挥作用；最后，CAR–T细胞的制备过程快速、简单且成本较低，易进行生产。

CAR–T疗法在实体瘤疗效不佳暴露出一些该疗法局限性：①难以治疗异质性较强肿瘤；②CAR–T细胞很难浸润到实体瘤内部；③CAR–T细胞在体内耗竭失去控瘤功能；④CAR–T疗法会带来细胞因子风暴、神经毒性等毒副作用和不良反应。

（四）CAR–NK细胞免疫疗法

1.CAR–NK疗法原理

NK细胞是从骨髓中分化和发育而来的淋巴细胞，表面表达CD56分子，具天然肿瘤杀伤能力（属固有免疫细胞）。NK细胞表面表达KIR，是NK细胞识别肿瘤细胞的关键受体。在KIR家族蛋白中既有抑制性受体也有激活性受体，当 NK 细胞遇到正常细胞时，正常细胞表面 MHC Ⅰ类分子结合抑制性 KIR，阻止 NK 细胞激活。肿瘤细胞为躲避 T 细胞攻击会下调表面 MHC Ⅰ类分子，此时，NK 细胞会因此被激活而杀伤肿瘤细胞。

CAR-NK 疗法是给 NK 细胞装上 CAR 分子提高 NK 细胞靶向性，使其更快精准杀伤瘤细胞。目前开展的临床前实验显示，CAR-NK 细胞在多种肿瘤中展现较好疗效。

2.CAR-NK 疗法优势和局限性

CAR-NK 疗法最大优势是临床安全性，CAR-NK 细胞几乎不会引起细胞因子风暴或神经毒性等毒副作用。其次，同种异体 CAR-NK 细胞不会引起 GVHD，因此 CAR-NK 细胞来源比其他细胞疗法更多样化。

与其他细胞过继免疫治疗相似，CAR-NK 疗法也面临在体内受肿瘤微环境影响导致功能障碍的困境。另外，NK 细胞在患者体内存活差，不能分化为记忆细胞，因此需输入大量 CAR-NK 或多次回输产生疗效。所以，如何大量、高效、低成本制备 CAR-NK 细胞是现在面临的一个挑战。

（五）TCR-T 细胞免疫疗法

1.TCR-T 疗法原理

TCR-T 疗法是通过基因工程技术将已知能识别肿瘤抗原的TCR序列安装到T细胞表面，使改造后TCR-T细胞能有效识别并杀伤瘤细胞。与CAR-T疗法不同的是，TCR-T细胞仍依靠TCR去识别肿瘤抗原，因此仍需MHC分子对肿瘤抗原进行呈递。

TCR-T细胞疗法基本步骤如下：①筛选和鉴定出能特异靶向某肿瘤抗原的TCR序列；②从患者外周血中富集T细胞；③将特定TCR基因序列导入T细胞中；④大量扩增培养TCR-T细胞；⑤回输患者体内进行治疗。

2.TCR-T疗法优势和局限性

CAR-T疗法可有效识别肿瘤表面抗原，但表面抗原只占肿瘤特异抗原的10%左右，大部分肿瘤抗原尤其是一些关键肿瘤驱动基因突变均在肿瘤细胞内部。TCR-T疗法依赖MHC呈递肿瘤抗原，而MHC分子会将本不暴露在外的细胞内部抗原也呈递出来，这使TCR-T疗法的靶点不局限于胞外抗原，而是将胞内抗原也纳入靶向范围。而且由于TCR信号相比于CAR分子更加温和，导致TCR-T细胞在实体瘤中的持久性和浸润能力更强，因此TCR-T疗法在实体瘤治疗中优势更大。

目前，TCR-T疗法的局限性主要在于：①缺乏有效肿瘤靶点及肿瘤抗原特异性TCR序列；②TCR-T细胞耗竭和功能障碍导致疗效下降；③TCR-T细胞攻击正常组织引发毒副作用；④MHC分子限制性需要配型。

三、细胞治疗技术前沿方向

以CAR-T为代表的免疫细胞疗法在血液肿瘤临床治疗已取得良好疗效，但对实体瘤治疗仍进展较慢。限制因素主要有：①缺乏特异性肿瘤抗原或有效肿瘤特异性TCR序列，难以克服肿瘤细胞异质性问题；②回输的免疫细胞难以浸润到肿瘤内部；③回输的免疫细胞发生功能耗竭且体内持续性弱；④细胞免疫疗法带来的毒副作用。针对这些问题，目前有许多研究对免疫细胞疗法进行了优化和改进，以提高其控瘤能力和安全性。

（一）克服肿瘤异质性

1.探索新的肿瘤抗原靶点

由于肿瘤组织异质性较强，目前许多实体瘤靶点不能覆盖全部瘤细胞，瘤细胞还会不断修饰和改变自身表面抗原，最终导致肿瘤免疫逃逸。需要筛选特异性更强的靶点为CAR-T、TCR-T等疗法提供基础。对TCR-T

疗法，除需特异性强的肿瘤抗原外，还需筛选和鉴定出更多、更有效的肿瘤抗原特异性TCR序列。随着高通量测序技术应用，可加快分析和鉴定TCR序列速度，使TCR-T技术快速发展。

2.构建能识别多个靶点的CAR-T细胞

为克服肿瘤异质性或肿瘤细胞抗原丢失问题，现在许多CAR-T细胞设计为能识别多个抗原靶点，只要瘤细胞表达其中一种抗原就能激活CAR-T细胞，这种设计的CAR-T细胞被称为"OR-gate CAR-T"。"OR-gate CAR-T"构建方法并不单一，可将两种CAR基因序列同时转入T细胞（dual-CAR），也可将靶向两种肿瘤抗原ScFv串联在同一个CAR分子上（tandem-CAR）。最近，还有CAR-T疗法与双特异性T细胞接合剂（BiTE）联用，让CAR-T细胞额外分泌BiTE，使该疗法能同时靶向两种肿瘤抗原。

（二）增强免疫细胞浸润能力

CAR-T细胞难以浸润到实体瘤内部是导致疗效不佳的原因之一。已有研究表明，通过在CAR-T细胞表面过表达趋化因子受体，能够提高CAR-T细胞定向迁移能力。如：过表达趋化因子受体CXCR1或CXCR2能增强CAR-T细胞迁移并显著提高控瘤疗效。还有研究证明，让CAR-T细胞分泌IL7和趋化因子CCL19也能提高肿瘤组织中免疫细胞的浸润。

（三）避免免疫细胞耗竭，增强体内作用

1.促进CAR-T细胞分泌细胞因子

CAR-T细胞在输入体内后易发生耗竭并失去功能，其中外部因素是肿瘤微环境会抑制免疫细胞发挥功能，为了克服免疫抑制性肿瘤微环境，新型CAR-T细胞在表达CAR的同时会分泌细胞因子（IL12、IL18）等，进一步增强CAR-T细胞功能，同时也能招募体内其他免疫细胞增强控瘤效果。此外，也有通过在CAR-T细胞中过表达c-Jun转录因子来促进细胞因子IL-2和IFNγ表达，进而减轻CAR-T细胞耗竭。

2.优化CAR分子结构

肿瘤微环境并不是导致CAR-T细胞耗竭与体内持续性不足的唯一原因，CAR-T细胞内部因素也会造成影响，因此对CAR分子结构的优化和改造也能进一步提高CAR-T功能。有报道通过对CAR胞内泛素化位点进行突变抑制了细胞表面CAR分子降解，显著提高了CAR-T细胞体内持续性。也有报道将CAR ScFv部分与TCR信号传导区域组合成为STAR受体，由此构建出STAR-T细胞兼具CAR-T细胞的高效杀伤和TCR-T细胞的体内持续性。2021年，Nathan Singh等报道通过缩短CAR分子ScFv中重链与轻链间的序列，增强了CD22 CAR-T细胞的基底信号，从而获得更强控瘤能力。

3.利用基因编辑技术增强CAR-T细胞功能

随着基因编辑技术发展，其在CAR-T领域应用带来了许多益处。使用基因编辑技术敲除CAR-T细胞表面的抑制性受体或其他介导CAR-T细胞耗竭的基因能有效增强CAR-T细胞功能。如敲除TCR、MHC相关通路基因来构建通用性CAR-T；敲除或定点敲入替换CAR-T细胞表面的PD1或LAG3抑制性分子后能增强CAR-T细胞疗效。2022年，国内有团队进行靶向CD19的PD1定点整合CAR-T细胞临床试验，结果显示非霍奇金淋巴瘤患者的完全缓解率达到87.5%。这也体现基因编辑技术在CAR-T上的第二项应用，能将CAR基因序列定点整合到基因组中，从而改善CAR表达模式，避免传统过表达方式带来的随机整合风险。2017年，Justin Eyquem等把CAR基因序列定点整合到TCR恒定α链（TRAC）位点，能改善过强的基底信号，减少CAR-T

细胞耗竭。

（四）降低毒副作用

1.开关型CAR-T/TCR-T细胞

为减轻免疫细胞疗法的毒副作用，部分疗法加入"开关"设计，能精准控制细胞激活，避免过度活化。最常见方式是在CAR-T或TCR-T细胞中引入自杀基因，在必要时诱导细胞凋亡。2017年Iulia Diaconu等构建了基于caspase-9（iC9）可诱导安全开关CAR-T细胞。2021年，Max Jan等基于靶向蛋白降解技术构建依靠小分子来那度胺控制CAR-T细胞"ON or OFF"状态CAR-T模型。除了依赖小分子化学药物调控的开关外，还有通过物理方式进行调控的例子，如光热控制开关、超声波控制开关等。

2.门控型CAR-T细胞

"AND-gate"门控开关被用于降低CAR-T细胞毒副作用，这种CAR-T细胞只有在肿瘤表面同时表达两种特定抗原时才能被完全激活，原理是在T细胞上表达两种CAR，胞外部分识别两种抗原，胞内则仅分别带有CD3ζ或共刺激结构域的其中一种，因此只有两个CAR同时被激活才能完全激活CAR-T细胞。另一种"AND-gate CAR-T"是依靠synNotch受体达成，使CAR-T细胞在遇到一种抗原后再上调针对另一种抗原的CAR分子转录。利用synNotch受体还可构建抗原密度门控CAR-T细胞，从而实现对高抗原密度的靶细胞进行精准杀伤避免误伤正常细胞。

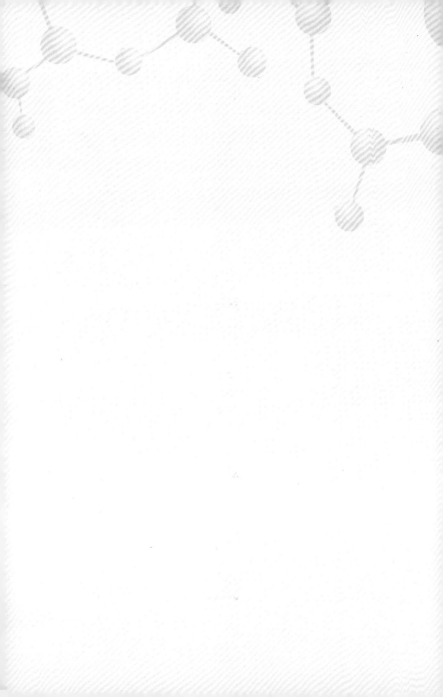

CAR-T细胞治疗技术

一、CAR-T细胞制备流程和质控

CAR-T细胞制剂的制备包括质粒制备、病毒制备、样本采集、接收、处理、细胞刺激、转导/转染、扩增、收获、质量检测、冻存和运输等全过程，遵循《药品生产质量管理规范》（good manufacturing practice of medical products，GMP）是CAR-T细胞制剂制备的基本要求。制备机构的设施、设备和人员也应符合相关规定和要求。此外，制备机构应建立健全CAR-T细胞制剂制备的质量管理体系，结合CAR-T细胞制剂制备的特殊工艺，对各个操作环节严格要求并实施，最终产品应符合质量标准。

（一）质粒、非病毒载体和病毒载体制备

1.质粒

序列应信息明确，并经过鉴定和确认。质粒菌种应采取种子库系统，并按照《中国药典》（2020年版）相关要求完成菌种库的检定。菌种建库过程应符合药品GMP规范，同时应有明确来源和批次信息，并有详细记录。质粒质控应包括纯度、无菌试验、内毒素试验、酶切鉴定、基因测序、物质残余量的测定等。

2.非病毒载体

应有明确来源、结构和遗传特性，制备过程应符合

药品GMP标准，不得含有支原体、细菌及病毒等其他任何外源因子，内毒素应控制在限定范围内。

3.病毒载体

包装细胞系应采取种子库系统，建立主细胞库和工作细胞库，并按照《中国药典》（2020年版）相关要求完成细胞库的检定。细胞建库过程应符合药品GMP规范，有明确来源和批次信息，并有详细记录。病毒包装所用细胞系的细胞培养液应成分明确并具有溯源性，使用人或动物源性成分，如血清、胰蛋白酶或其他生物学活性物质，应具有这些成分的来源、批号、质量控制、检测结果和质量保证相关信息，应不得含有任何病毒等外源因素。用于转导/转染病毒应经过质量检测包括：鉴别实验、复制型病毒（RCR/RCL）检测、无菌实验、内毒素检测、支原体检测、添加成分残留量测定、病毒滴度测定、病毒效力实验等。

（二）细胞采集和分离

用于CAR-T细胞治疗的T细胞常包括自体和同种异体细胞。须提供细胞组织来源及细胞类别的确证资料，包括年龄、性别、传染病检测结果及配型资料等。

1.细胞采集

应具备相应资质，应使用全自动血细胞分离机，按单核细胞分离程序，采集外周单个核细胞富集血，在技术上无法实现采集外周血单个核细胞富集血情况下，可考虑静脉血采集方案。

2.采集管路

应使用一次性消耗品，血细胞分离机应定期清洁和检测。

3.传染性病毒检测阳性患者的T细胞采集

应在感染性样本制备区进行细胞分离、培养、收集，完成制备过程。操作完毕应彻底清场，并应验证确认无该次操作残留物感染风险后，方可进行后续供者的样品制备。

（三）CAR-T细胞的制备

既往较多采用整体B级洁净环境+生物安全柜提供的局部A级洁净环境，俗称"B+A"配置。目前应逐步过渡到"整体C级洁净环境+细胞生产隔离器"（"C+A"），或"整体C级洁净环境+全封闭自动化系统"。

1.T细胞分离与激活

样本送达时应附细胞制备申请单，内容包括但不限于患者姓名、筛选号、患者临床诊断、实验室检测结果、配型检测结果、治疗方案、知情同意书等。在分离

PBMC后，可进一步根据需求通过T细胞分选试剂盒或流式分选仪将PBMC中T细胞进行分离纯化。之后采用T细胞活化相关抗体或抗体包被的磁珠或纳米微珠（CD3和CD28抗体或磁珠）使T细胞活化。活化T细胞所采用的包被抗体或磁珠抗体应符合相关质量要求。

2.通过非病毒载体或病毒载体在T细胞上表达特异性CAR受体

细胞转导/转染主要包括非病毒转染和病毒转导两种方式，应确认基因导入系统并对其进行验证，建立关键步骤控制点。将携带CAR基因的载体转导/转染入经抗体激活的T细胞中后，可通过增加离心、重复转导或添加转导增强剂等手段提高转导阳性率。

3.CAR-T细胞扩增

将表达CAR受体的T细胞转入容量合适的培养容器中进一步培养，通常可实现数十倍至数百倍的数量扩增。细胞扩增过程中每更换一次培养体系应准确计数，根据质量要求对细胞浓度及培养时间进行调整。

4.CAR-T细胞收获

CAR-T细胞扩增至目标数量后，需经过数次离心清洗或自动化流程浓缩洗涤以去除培养基、残余病毒载体、磁珠、细胞碎片等工艺相关或制品相关杂质，根据回输细胞制剂要求进行收获。CAR-T制剂收获分为新鲜剂型和冻存剂型，冻存宜采用全封闭冻存袋方式，在气相液氮储存环境下储存。

（四）CAR-T细胞质控

制备机构应在CAR-T细胞制剂制备过程中开展质量检测，制剂检验应由制备机构负责人指定有资质人员进行。制备机构可委托有资质第三方开展相关质量检测。检测结果应由质量负责人或质量授权人签字审核。

CAR-T细胞制剂的质量要求：

（1）应进行无菌实验和支原体检测；

（2）应进行内毒素检测；

（3）应对细胞存活率和回输数量进行检测；

（4）应对终产品中CAR-T细胞转导/转染率、免疫表型进行检测；

（5）应检测CAR-T细胞制剂对特异性肿瘤细胞的杀伤作用；

（6）病毒转导/转染后的细胞应进行RCR/RCL检测；

（7）应进行CAR-T细胞的基因拷贝数检查（copy number variations，CNV）；

（8）对培养后不经冻存，直接回输的CAR-T制剂，应加强培养全过程质控，设置合理取样点，并采用合理快速检测方法进行质控；

（9）如细胞培养基内添加成分可能会对细胞制剂质量或安全性产生影响，应对培养基及其他添加成分残余量进行检测，如细胞因子等；

（10）使用磁珠抗体刺激T细胞的，应检测制剂中的残余磁珠量。

（五）CAR-T细胞冻存、复苏和运输

制备机构应建立CAR-T细胞的冻存和复苏操作规程，在规定温度范围内储存细胞。应对冻存工艺（包括冻存液和冻存容器等）和复苏工艺进行验证，验证项目宜包括生物学效力、细胞纯度、细胞特性、活细胞数及比率、功能细胞数和安全性相关的内容等。应建立CAR-T细胞制剂运输的标准操作规程，运输方式等应经过验证。

二、CAR-T细胞在血液瘤中的应用

（一）治疗现状

急性白血病和多发性骨髓瘤（multiple myeloma，MM）是常见血液系统恶性肿瘤，CAR-T免疫疗法在复发难治性急性白血病和MM中显示较好疗效。尽管国内尚无针对复发难治性急性淋巴细胞白血病（acute lymphoblastic leukemia，ALL）、急性髓系白血病（acute myeloid leukemia，AML）和MM的CAR-T细胞产品获批上市，但很多临床试验正在进行中。

ALL是原始和幼稚淋巴细胞恶性增殖导致的血液恶性肿瘤，是儿童发病率最高的恶性肿瘤。难治、复发ALL5年生存率为10%，其中T-ALL相比B-ALL预后更差。靶向CD19 CAR-T细胞在复发难治B细胞-ALL临床试验中取得显著疗效，是CAR-T细胞疗法走向临床的重要标志事件。在美国FDA批准上市的两款治疗复发难治B-ALL的CD19 CAR-T细胞治疗中，83%（52/63）接受CAR-T细胞回输的青少年和儿童，以及64.8%（35/54）成年在第28 d评估达完全缓解。中位无病生存时间分别为8.3个月及12.6个月。为进一步提升CAR-T治疗的长期疗效及安全性，国内开展了以双靶点CAR-T细胞治疗及桥接异基因造血干细胞移植等多项临床研究。同时针对预后更差、有效治疗手段匮乏的T-ALL，也推进了多项以自体、供者来源和通用型CAR-T细胞原研性临床试验，目前针对ALL治疗靶点主要有B-ALL的

CD19和CD22以及针对T-ALL的CD7、CD5等。

AML是一类起源于髓系造血干/祖细胞的血液系统恶性肿瘤，年发病率（2~4）/10万，美国年死亡率为2.2/10万，我国缺乏相关统计数据，估计高于西方发达国家。AML治疗主要以化疗为主，但总体治疗效果欠佳，5年无病生存率（disease-free survival，DFS）仅30%~40%。在AML，CAR-T细胞疗法因对正常骨髓细胞有影响，存在on-target/off-tumor毒性，尚无突破性进展。CD33是AML免疫治疗最早选择的靶点，在体外和临床前试验证实CD33 CAR-T细胞具有较好疗效。目前对复发难治AML治疗的主要有CD33、CD123、CD44v6、CD70、CLL1、FLT3、FRβ、NKG2D、IL-10R及PR1/HLA-A2等单靶点或双靶点CAR-T细胞临床试验。

MM是一种克隆浆细胞异常增殖恶性肿瘤，在很多国家的血液系统排第2位，目前尚无治愈手段。2016年Ali等首次报道抗B细胞成熟抗原（B cell maturation antigen，BCMA）CAR-T细胞用于复发难治性多发骨髓瘤（relapse/refractory multiple myeloma，RRMM）患者，初步证实有效性和安全性。随后国内外开展了大量抗BC-MA CAR-T细胞治疗RRMM临床研究，总有效率达

73%~100%。CRS发生率为30%~80%，其中80%以上为1-2级。基于可靠的有效性和安全性研究结果，FDA先后批准两款以BCMA为靶点的CAR-T细胞用于治疗RRMM，其中Cilta-cel成为国内首个靶向BCMA的上市生物制品。除单靶点CAR-T细胞外，两个抗原靶点联合的CAR-T细胞临床试验有BCMA/CD19、BCMA/CD38、BCMA/CD138、BCMA/GPRC5D等；除抗BCMA CAR-T外，CS1、GPRC5D、CD38、CD138等许多其他靶点的CAR-T也已进入临床试验。

（二）技术优化

1.工程化改造

CAR-T细胞疗法的首次缓解率虽然较高，但复发率高，无病生存时间短。以靶点阳性复发及靶点阴性复发为主，由于CAR-T续存时间不足，使用共刺激域41BB的CAR-T细胞比使用CD28的CAR-T细胞控瘤效应更好。将带有鼠源序列的胞外域全部替换为人源化序列可减少CAR-T细胞被患者体内免疫系统排异，有效延长续存。为进一步提高CAR-T细胞疗效，双靶点CAR-T细胞可通过减少靶点丢失引起的阴性复发从而提高疗效。

2.制备

CAR-T细胞制备期间的干预同样会影响CAR-T细胞疗效，有研究采用明显短于常规的细胞体外培养时间，以低于常规细胞剂量进行CAR-T回输，达到与常规培养时间和常规回输剂量一样的效果。此外，有研究显示在回输前加入地西他滨短时间培养可显著延长CAR-T回输后细胞续存提升疗效。

3.细胞来源

目前上市的CAR-T细胞疗法均为自体CAR-T细胞，其个体化定制的特点导致近十分之一患者因采集失败或T细胞质检不合格导致无法接受CAR-T细胞治疗。对移植后患者，供者来源的T细胞作为制备细胞来源是有效的替代手段。此外，对T-ALL，目前已有基因编辑通用T细胞及自然选择T细胞为原料的CD7 CAR-T细胞疗法进入临床试验。

（三）适用指征

1.一般要求

接受CAR-T治疗患者，一般要求：①KPS大于等于50%或ECOG小于等于2。②具有良好心、肺、肝功能，左心室射血分数（LVEF）大于等于50%；ALT、AST小于正常3倍、胆红素小于2.0 mg/dL；室内空气患者血氧饱和度大于等于92%。③无活动性感染。④预计生存期大于12周。⑤免疫组化或流式细胞术检测瘤细胞相应靶点阳性。⑥患者在签署知情同意书前2周内未接受任何化疗、放疗、免疫调节制剂（如免疫抑制药物/皮质类固醇）等控瘤治疗。

同时应排除：怀孕或哺乳期妇女，或半年内有妊娠计划妇女；传染性疾病（如活动性乙型病毒性肝炎、丙型病毒性肝炎或活动性结核等）；生命体征不正常，以及不能配合检查者；有精神或心理疾病不能配合治疗及疗效评估者；对CAR-T细胞产品中任何一种成分有过敏史者；合并心、肺、脑等重要脏器明显功能障碍患者。

2.B-ALL

适用首次化疗两疗程不缓解或缓解后复发的难治、复发B-ALL，具体定义参照《中国肿瘤整合诊治指南（CACA）——血液肿瘤》，CD19及CD22 CAR-T细胞治疗相比传统治疗具更高首次治疗缓解率。由于CAR-T细胞有较好穿过血-脑屏障及血-睾屏障能力，对有睾丸及CNS侵犯的B-ALL，CAR-T细胞疗法也可适用。目前

国内多个中心都已开展获IND批件的临床试验或探索性
临床研究，具体入组和排除标准见各临床试验注册
信息。

3.T-ALL

目前主要用于首次化疗两疗程不缓解或缓解后复发
的难治、复发T-ALL，具体定义参照《中国肿瘤整合诊
治指南（CACA）——血液肿瘤》，现在主要进行CD5、
CD7的自体或通用型CAR-T细胞探索性临床研究，具体
入组和排除标准见各临床试验注册信息。

4.AML

目前主要用于首次化疗两疗程不缓解或缓解后复发
的难治、复发AML，具体定义参照《中国肿瘤整合诊治
指南（CACA）——血液肿瘤》，现在主要进行CD33、
CD123、CLL1、CD7、CD70等靶点的自体或通用型
CAR-T细胞探索性临床研究，具体入组和排除标准见各
临床试验注册信息。

5.MM

目前开展的临床试验包括初诊高危一线、二线或复
发难治性MM，其中包括伴髓外病变及浆细胞白血病患
者，但临床试验有治疗前移趋势，尤其高危患者，未来

极有可能提前至一线，具体入组和排除标准见各临床试验注册信息。

6.CAR-T细胞治疗应用指征的特殊情况

对无更好治疗选择患者，KPS/ECOG评分、肾功能异常、病毒性肝炎等均不是绝对禁忌，但对并发心肌淀粉样变性或房颤，即使EF值正常，预处理期间或输注CAR-T细胞后并发心血管事件风险增加，需更多关注，体内有外源植入物（如动/静脉导管、各类假体、静脉滤网等）者，需警惕诱发局部和全身感染。

（四）操作流程

1.淋巴细胞采集

一般要求患者血小板大于$50×10^9$/L，供者血红蛋白大于60 g/L（若因疾病进展导致贫血或血小板减少，评估患者获益与风险，血红蛋白和血小板基线水平不是淋巴细胞采集的绝对限制因素），采集单个核细胞总数应大于10^9个，淋巴细胞采集量一般为（60~600）×10^6/kg以确保充足T细胞原料。

患者前期接受的治疗药物可能影响CAR-T细胞活性，不同治疗或药物在采集T细胞前需有一定洗脱期。抗T细胞单克隆抗体、供者淋巴细胞输注及中枢放疗洗脱时间为 8 周，联合化疗、来那度胺、硼替佐米等洗脱时间为 2 周，长春新碱、阿糖胞苷、蒽环类等化疗药物洗脱时间为 1 周，糖皮质激素洗脱时间为 72 h。对高危或需应用来那度胺治疗，可考虑提前采集淋巴细胞以备用，对既往接受过含苯达莫司汀或氟达拉滨治疗患者，自体 CAR-T 制备失败的可能性增大。

2.预处理

CAR-T 细胞回输前预处理可减少瘤负荷并为 CAR-T 细胞扩增提供有益环境。常用的预处理方案为环磷酰胺联合氟达拉滨。推荐采用氟达拉滨[（25~30） mg/m^2× 3 d]联合环磷酰胺[（250~500） mg/m^2×3~5 d]预处理方案。并发心功能不全和肾功能不全，需酌情调整剂量，并在预处理期间监测心功能、出入量等。

3.CAR-T 细胞输注

一般预处理后 48 h 输注 CAR-T 细胞，最长不宜超过 7 d，提前建立静脉通路，输注前后持续用生理盐水维持静脉输注通路，CD19 CAR-T 的输注剂量相对成熟，常规输注剂量为 $1×10^6$/kg 个 CAR 表达阳性 T 细胞（或者根据细胞产品工程化改造及制备特点决定），推荐输注总剂量应大于 $2.5×10^7$ 个 CAR 表达阳性 T 细胞。通常情况下，CAR-T细胞输注剂量与疗效和毒副作用相关，且不同CAR-T产品输注剂量差异很大，建议输注剂量依据不同CAR-T产品的推荐剂量。在细胞输注前，可选择使用对乙酰氨基酚和苯海拉明或其他H1-抗组胺药进行预处理，以避免发生超敏反应（建议提前0.5~1 h使用抗过敏药）。不同预防用药组合的方式及剂量包括：苯海拉明20 mg静注与西咪替丁0.4 g静滴；对乙酰氨基酚500 mg口服与异丙嗪25 mg肌注；或对乙酰氨基酚1000 mg口服与苯海拉明40 mg肌注。CAR-T细胞输注开始前进行生命体征监测，不推荐CAR-T细胞输注前给予糖皮质激素预防过敏反应。对既往有中枢神经系统疾病或并发症患者建议待疾病控制后再行CAR-T细胞输注（原发病中枢受累除外），同时可口服左乙拉西坦（750 mg，q12h）等药物预防癫痫的发生。

4. 不良反应监测

可参考本章第五部分CAR-T细胞治疗不良反应及处理。

5. 疗效评估

推荐CAR-T细胞输注后第28 d或血象恢复后，完成骨髓细胞学检测进行疗效评估。伴髓外病变者，建议在CAR-T治疗28 d同时评估髓外病变，MRI、CT或X线片均可作为评估手段，3个月后可考虑PET-CT评估。推荐在半年内每个月进行疗效评估。

（1）ALL

a.疗效标准：

完全缓解（complete remission，CR）：①外周血无原始细胞，无髓外白血病；②骨髓三系造血恢复，原始细胞小于5%；③中性粒细胞绝对值大于1.0×10^9/L；④血小板计数大于100×10^9/L；⑤4周内无复发。

CR伴血细胞不完全恢复（CRi）：血小板计数小于等于100×10^9/L和/或ANC小于等于1.0×10^9/L。其他应满足CR标准。总反应率（objective response rate，ORR）= CR+CRi。

难治性疾病：诱导治疗结束（常指4周方案或Hyper-CVAD方案）未获CR/CRi。

疾病进展（progressive disease，PD）：外周血或骨髓原始细胞绝对数增加25%，或出现髓外疾病。

疾病复发：获CR者外周血或骨髓再现原始细胞（比例大于等于5%），或出现髓外疾病。

b.中枢神经系统白血病（central nervous system leukemia，CNSL）的治疗反应

CNS缓解：CNS-2或CNS-3取得CNS-1状态。

CNS复发：发生CNS-3状态或出现CNSL临床症状（如面神经麻痹、脑/眼受累，或下丘脑综合征表现）。

c.纵隔疾病的治疗反应

纵隔疾病的疗效判断依靠胸部CT和/或PET-CT。

CR：CT检查纵隔肿块完全消失；或PET阴性。

PR：肿大的纵隔最大垂直直径的乘积（SPD）缩小50%以上。

PD：SPD增加25%以上。

NR：不满足PR或PD。

复发：取得CR的患者又出现纵隔肿大。

（2）AML

a.形态学无白血病状态（morphologic leukemia-free state，MLFS）：在具有骨髓小粒的穿刺样本中，计数至少200个有核细胞后，原始细胞小于5%，外周血中未见原始细胞，无Auer小体，无髓外白血病持续存在，但外周血细胞计数未恢复，未满足CR或CRi的阈值。

b.形态学完全缓解（CR）：患者应达形态学无白血病状态，脱离输血，无髓外白血病表现。中性粒细胞绝

对计数大于 $1.0×10^9/L$，血小板大于 $100×10^9/L$。

c.残留病阴性完全缓解（MRD-CR）：分子生物学和流式细胞仪检测残留病结果转阴性。

d.部分缓解（partial remission，PR）血细胞计数符合 CR 标准，骨髓原始细胞 5%~25%（同时应较治疗前下降 50% 以上）。若仍可见 Auer 小体，即使原始细胞小于 5% 也应定为 PR。

e.形态学完全缓解而血细胞计数未完全恢复（CRi）符合 CR 临床和骨髓标准，但仍有中性粒细胞减少（小于 $1.0×10^9/L$）或血小板减少（小于 $100×10^9/L$）。

f.复发：①CR 患者外周血又现白血病细胞，骨髓中原始细胞大于等于 5%。髓外出现形态学可证实的白血病细胞亦为复发。②分子和/或遗传学复发：已达细胞遗传学或分子学水平完全缓解的患者又现细胞遗传学或分子学异常。

g.PD：骨髓原始细胞相较于基线增加 50% 以上（在基线时原始细胞小于 30% 情况下，至少需增加 15%）；或在至少 3 个月内骨髓原始细胞百分比持续大于 70%；或外周血原始细胞（WBC×原始细胞百分比）增加 50% 至大于 $25×10^9/L$ 或出现新的髓外病变。

（3）MM

a.严格意义的CR（sCR）：满足CR标准基础上要求FLC比率正常以及经免疫组化或2-4色的流式细胞术检测证实骨髓中无克隆性浆细胞；以上指标均需连续两次评估。

b.CR：血清和尿免疫固定电泳阴性，软组织浆细胞瘤消失，骨髓中浆细胞小于5%；对仅依靠血清游离轻链（FLC）水平作为可测量病变的患者，除满足以上CR的标准外，还要求FLC的比率恢复正常（0.26~1.65）；以上指标均需连续两次评估。

c.非常好的部分缓解（very good partial response，VGPR）：蛋白电泳检测不到M蛋白，但血清和尿免疫固定电泳阳性；或血清M蛋白降低大于等于90%且尿M蛋白小于100 mg/24 h；在仅依靠血清FLC水平作为可测量病变的患者，除满足以上VGPR的标准外，还要求受累和未受累FLC之间的差值缩小大于90%；以上指标均需连续两次评估。

d.PR：血清M蛋白减少大于等于50%，24 h尿M蛋白减少大于等于90%或降至小于200 mg/24 h；若血清和尿中M蛋白无法检测，则要求受累与非受累FLC之间的差值缩小大于等于50%；若血清和尿中M蛋白以及血清FLC都不可测定，并且基线骨髓浆细胞比例大于30%时，则要求骨髓内浆细胞数目减少大于等于50%；除上述标准外，若基线存在软组织浆细胞瘤，则要求浆细胞瘤缩小大于等于50%；以上指标均需连续两次评估。如做影像学检查，则应无新的骨质病变或原有骨质病变进展的证据。

e.微小缓解（minimal response，MR）：血清M蛋白减少25%~49%，24 h尿M蛋白减少50%~89%；若基线存在软组织浆细胞瘤，则要求浆细胞瘤缩小25%~49%；溶骨性病变数量和大小没有增加（可允许压缩性骨折的发生）。

f.疾病稳定：不符合CR、VGPR、PR及PD标准。如做影像学检查，则应无新的骨质病变或原有骨质病变进展的证据。

g.进展：诊断至少应符合以下1项（以下数据均为与获得的最低数值相比）：血清M蛋白升高大于等于25%（升高绝对值须大于等于5 g/L），若基线血清M蛋白大于等于50 g/L，M蛋白增加大于等于10 g/L即可；尿M蛋白升高大于等于25%（升高绝对值须大于等于

200 mg/24 h）；若血清和尿 M 蛋白无法检出，则要求血清受累与非受累 FLC 之间的差值增加大于等于 25%（增加绝对值须大于 100 mg/L）；若血清和尿中 M 蛋白以及血清 FLC 都不可测定，则要求骨髓浆细胞比例升高大于等于 25%（增加绝对值大于等于 10%）；出现新的软组织浆细胞瘤病变；原有 1 个以上的可测量病变 SPD 从最低点增加大于等于 50%；或原有的大于等于 1 cm 病变的长轴增加大于等于 50%；循环浆细胞增加大于等于 50%（在仅有循环中浆细胞作为可测量病变时应用，绝对值要求至少 200 个细胞/μL）。

h.临床复发：符合以下 1 项或多项：出现新的骨病变或者软组织浆细胞瘤（骨质疏松性骨折除外）；明确的已有的浆细胞瘤或骨病变增加（可测量病变 SPD 增加 50% 且绝对值大于等于 1 cm）；高钙血症（大于 2.75 mmol/L）；Hb 下降大于等于 20 g/L（与治疗和非 MM 因素无关）；从 MM 治疗开始，血肌酐上升大于等于 2 mg/dL，并且与 MM 相关。

i.CR 后复发（只有终点研究是无病生存期时才使用）：符合以下之一：免疫固定电泳证实血或尿 M 蛋白再次出现；骨髓浆细胞比例大于等于 5%；出现以上 PD

的标准之一。

（五）复发或进展后挽救性治疗

复发是目前接受CAR-T细胞治疗的血液肿瘤患者治疗失败的主要原因，对于ALL、AML目前证据等级最强的预防复发的手段为直接桥接异基因造血干细胞移植，相比其他疗法，异基因造血干细胞移植能带来更长的生存获益。同样，通过不同靶点（例如CD19、CD22）CAR-T细胞序贯输注或者双靶点CAR-T（例如CD19/CD22、CD33/CD123、CD33/CLL1、CD38/BCMA、CD19/BCMA等）也可进一步减少复发率。CAR-T治疗后复发的治疗，二次CAR-T细胞治疗也值得临床尝试，但需要基于以下原则：靶抗原阳性复发应选择不同种属（人源化或全人源CAR-T）或双靶点联合，也可选择其他可检测到的靶点；靶抗原表达降低或丢失应选择其他可检测到的靶点；靶抗原阴性复发应选择其他可检测到的靶点；CAR-T细胞在体内持续时间短或扩增差应评估患者T细胞功能后再选择靶点。也可选择参加其他临床试验。

三、CAR-T细胞在淋巴瘤中的应用

2017年10月，全球首款CAR-T产品获批上市，用于治疗复发/难治性大B细胞淋巴瘤。其后新的CAR-T

产品不断问世，使CAR-T在复发难治性淋巴瘤治疗中的作用得到进一步证实。目前国内有两种CAR-T产品阿基仑赛（axi-cel）注射液和瑞基奥仑赛（relma-cel）注射液分别于2021年6月和9月获批上市，获批适应证为既往接受二线或以上系统治疗后复发或难治性大B细胞淋巴瘤的成人患者。2022年10月瑞基奥仑赛又获批复发/难治性滤泡性淋巴瘤的适应证，用于治疗至少接受过二线治疗后失败的滤泡淋巴瘤患者。另外，已有国内外研究证实了CAR-T在其他淋巴瘤亚型中的初步疗效，如套细胞淋巴瘤、边缘区淋巴瘤、慢性淋巴细胞性白血病、T细胞淋巴瘤和霍奇金淋巴瘤等。

（一）弥漫性大B细胞淋巴瘤

1.CAR-T细胞治疗R/R DLBCL的疗效

目前国内获批上市的两款产品分别为阿基仑赛（axi-cel）和瑞基奥仑赛（relma-cel），均为靶向CD19的CAR-T产品。基于两个产品在注册研究ZUMA-1和RELIANCE中纳入的人群不同，其获批的适应证存在一些差异。阿基仑赛的适应证包括弥漫性大B细胞淋巴瘤非特指型（diffuse large B-cell lymphoma，DLBCL）、滤泡性淋巴瘤（follicular lymphoma，FL）转化的大B细胞淋巴瘤（large B-cell lymphoma，LBCL）、原发性纵隔大B细胞淋巴瘤（primary mediastinal large B-cell lymphoma，PMBCL）和高级别B细胞淋巴瘤（high grade B cell lymphoma，HGBL）伴myc和bcl-2和（或）bcl-6重排（双打击／三打击淋巴瘤）。瑞基奥仑赛除外上述适应证外，还增加了3B级滤泡性淋巴瘤（FL，3B）。

ZUMA-1研究显示阿基仑赛（axi-cel）治疗复发/难治性LBCL患者的最佳ORR和CR率分别可达82%和58%。2021年12月美国血液学年会（ASH）上公布了阿基仑赛5年生存数据。结果显示阿基仑赛使难治性LBCL患者获得持久的缓解和长期生存，5年总生存（overall survival，OS）率可高达42.6%，其中92%不需额外控瘤治疗，意味着这部分患者有望获得临床"治愈"；而类似患者在SCHOLAR-1研究中显示既往挽救治疗的中位生存时间仅约6.3个月，分层Cox比例风险模型显示ZUMA-1较SCHOLAR-1可降低死亡风险73%（风险比HR=0.27，P<0.0001）。瑞基奥仑赛（relma-cel）针对中国人群的RELIANCE研究也获相似结果，其最佳ORR和CR率分别为77.6%和53.5%；2年无进展生存（progress free survive，PFS）、OS率和反应（缓解）持续时间

（duration of response，DOR）分别为38.8%、69.3%和40.3个月。

对于标准一线免疫化疗治疗原发耐药或一线免疫化疗后12个月内复发的大B细胞淋巴瘤成人患者相关的CAR-T研究也取得令人鼓舞的结果。基于Ⅲ期、开放性、多中心、随机对照研究ZUMA-7和TRANSFORM的结果，axi-cel（阿基仑赛）和liso-cel在经过一线标准治疗（含CD20单克隆抗体及蒽环类药物）后原发耐药或12个月内复发的LBCL患者中显示出疗效显著优于既往的标准治疗（standard of care，SOC）（二线挽救化疗和ASCT巩固治疗）。ZUMA-7试验显示接受axi-cel治疗ORR和完全缓解CR率分别为83%和65%；而SOC患者分别为50%和32%；接受阿基仑赛治疗的患者中位无事件生存（event free survival，EFS）为8.3个月，而SOC仅为2.0个月（HR=0.40；95%CI，0.31-0.51；*P*<0.001）；两组患者2年的EFS率分别为41%和16%，2年OS率分别为61%和52%。TRANSFORM试验显示类似的结果。Liso-cel组治疗的ORR（86% vs.48%）和CR率（66% vs.39%，*P*<0.0001）均高于SOC；Liso-cel组6个月时EFS率为63%，SOC组为33%；Liso-cel组获得CR

患者的中位DOR长于SOC组（未达到vs.14.5个月）与SOC组（2.3个月）相比，Liso-cel组的中位EFS显著改善（10.1个月，HR=0.35；$P<0.0001$）。此外，在几乎所有预先设定的亚组分析中，Liso-cel均显示相对于SOC治疗使患者临床获益。TRANSFORM是对ZUMA7研究的补充；TRANSFORM研究表明，即使对那些接受或需要桥接化疗的患者，CAR-T细胞治疗也优于SOC，而此类患者是ZUMA7研究所排除的。阿基仑赛的该适应证已获得美国食品和药品监督管理局（FDA）和欧洲药品管理局（EMA）批准和美国国家综合癌症网络（NCCN）指南（2022.Version 2）推荐；其适应证在中国上市申请已纳入优先审评。

国内尚有较多注册临床试验或伦理批准的研究者发起临床研究，针对靶点包括CD19、CD20、CD22或双靶点、三靶点等。

国内多个中心探索性研究显示自体造血干细胞移植（autologous hematopoietic stem cell transplantation，AH-SCT）联合CAR-T治疗提高了多线复发或难治性大B细胞淋巴瘤疗效。但仍需进一步探索，以确定其最佳适应证以及其与单独CAR-T治疗比较的获益状况。

对接受挽救治疗后达到PR患者，后续应给予ASCT还是CAR-T细胞治疗，目前仍存争议。来自国际血液和骨髓移植研究中心（CIBMTR）注册数据库的队列比较分析显示，ASCT组的2年PFS率为52%，CAR-T组为42%（$P=0.1$）；两队列间非复发死亡率无差异，ASCT组和CAR-T组100 d NRM累积发生率分别为4%和2%（$P=0.3$）；ASCT组患者1年复发/进展累积发生率（34% vs.45%；$P=0.03$）和2年复发/进展累积发生率（40% vs.52%；$P=0.05$）均低于CAR-T组患者；由此，与CAR-T组患者相比，ASCT组患者2年OS率更高（47% vs.69%；$P=0.004$）。亚组分析对既往治疗小于等于2线患者，两组1年PFS率、复发/进展的累积发生率及OS率均无显著差异。因而目前这两种具有不同作用机制的根治性疗法可作为DLBCL的共存选择方案。未来需要对化疗敏感、挽救治疗后达PR者行前瞻性、随机试验，进一步比较ASCT与CAR-T细胞治疗的结局。

高危大B细胞淋巴瘤一线CAR-T治疗的探索。ZU-MA-12是一项前瞻性、Ⅱ期、多中心、单臂研究，对于双打击或三打击和IPI评分大于等于3分的高危大B细胞淋巴瘤，使用抗CD20单抗和含蒽环类药物的方案2个周期免疫化疗后、根据 Lugano 标准评估仍然 PET 阳性（Deauville 评分4或5）的患者，给予 axi-cel（阿基仑赛）作为一线治疗的一部分，评估治疗疗效和安全性。首次分析结果显示。37 例回输大于等于6个月者 ORR 和 CR 率分别高达89%和78%；中位随访15.9个月，73%保持持续缓解，DOR、EFS 和 PFS 均未达到；所有患者均检测到 CAR-T 细胞体内稳定扩增，中位达峰时间为回输后8 d。ZUMA-12 研究的首次分析结果表明，作为一线治疗的一部分，axi-cel（阿基仑赛）可安全、高效地用于成人高危 LBCL、经过一线标准方案2个疗程免疫化疗后 PET 评估阳性的患者。但仍需在这些患者中进一步探索，以确定 CAR-T 治疗作为一线治疗与标准免疫化疗相比较的获益状况。

2.CAR-T 细胞治疗 R/R DLBCL 的副作用

主要毒性为 CRS 和神经系统事件。阿基仑赛的毒性更明显，但通过预防性使用激素可降低严重 CRS 和 ICANS 的发生率，同时预防性使用激素不影响 CAR-T 疗效。

3.R/R DLBCL 治疗的临床实践建议

目前国内 CAR-T 治疗的适应证为经过二线及以上

系统治疗的成人大B细胞淋巴瘤患者。对标准一线免疫化疗治疗原发耐药或一线免疫化疗后12个月内复发的大B细胞淋巴瘤成人患者可尝试使用CAR-T治疗，其适应证在中国的上市申请已纳入优先审评。高危大B细胞淋巴瘤一线CAR-T治疗结果表明，axi-cel（阿基仑赛）可安全、高效地用于成人高危LBCL、经过一线标准方案2个疗程免疫化疗后PET评估阳性的患者。但仍需在这些患者中进一步探索。

对接受挽救治疗后达PR者，后续应给予ASCT还是CAR-T细胞治疗，目前仍存争议。因而目前这两种具有不同作用机制的根治性疗法可作为DLBCL共存选择方案。未来需要对化疗敏感、挽救治疗后达PR者进行前瞻性、随机试验，进一步比较ASCT与CAR-T细胞治疗的结局。

（二）FL和边缘区淋巴瘤

FL、边缘区淋巴瘤（marginal zone lymphomas，MZL）（包括脾脏、淋巴结和黏膜相关淋巴组织亚型）是最常见的惰性淋巴瘤（indolent non-Hodgkin's lymphoma，iNHL）。多数FL和MZL患者在确诊时为晚期，无法通过标准一线治疗达到治愈。对多线治疗后复发/难治性（R/R）FL和MZL患者，CAR-T治疗显示卓越疗效。瑞基奥仑赛注射液于2022年10月份在中国正式获批R/R FL，用于治疗接受过二线治疗后失败的FL患者。

1.CAR-T细胞治疗R/R FL和R/R MZL的疗效

2009年美国一项研究共43例患者接受二代CAR-T治疗，其中7例为iNHL，中位年龄57岁，既往治疗中位数为3。6例可评估iNHL的ORR和CRR分别为100%（6/6）和67%（4/6）。截至2015年12月，中位随访24.9个月，5例患者仍处持续缓解中，中位DOR达23.9个月。2017年美国宾夕法尼亚大学报道了抗CD19单链可变区片段（scFv）与4-1BB共刺激分子片段以及CD3 ze-ta链融合而成的CAR构建体（一种不同的抗CD19 CAR）治疗FL的研究结果。14例受试者中，10例（71%）在第6个月达到CR。重要的是，至研究发表时，所有在6个月获得CR的患者都在持续缓解中（中位随访时间为28.6个月）。Jacobson等2022年在Lancet Oncol上报告ZUMA-5最新结果，CD19CAR-T细胞治疗124例FL和24例MZL，中位随访17.5个月，在符合初步分析条件的104例患者中（84例FL，20例MZL），ORR为92%，CRR为74%。Ying Z.T.等2022年9月在Am J Hematol 上报告了瑞基奥仑赛注射液治疗中国 R/R FL 的 RELIANCE 研究最新结果，至 2021 年 12 月 17 日，共 28 例患者接受采集，并全部接受了瑞基奥仑赛注射液的治疗，其中治疗大于等于 3 线患者占比超过 60%，POD24（首次治疗后 24 个月内进展）患者超过 50%。瑞基奥仑赛注射液对于中国 R/RFL 具有极高的缓解率：ORR 达到100%，CRR 为 92.5%。1 个月时 ORR 和 CRR 分别为100% 和 66.7%；3 个月的 ORR100%（95% CI 87.2%~100%）和 CRR 为 85.2%（95% CI 66.3%~95.8%）。中位随访 11.7 个月（5.4~24.7 个月），中位 DOR、PFS 和 OS 均未达到。基于以上结果瑞基奥仑赛注射液 2022 年 10 月份正式获批治疗 R/R FL。

2.CAR-T 细胞治疗 R/R FL 和 R/R MZL 的副作用

ZUMA-5 最常见的大于等于 3 级 AE 是感染和骨髓抑制。10 例（7%）患者出现大于等于 3 级 CRS，大于等于 3 级 ICANS 发生率为 19%。RELIANCE 研究的最常见大于等于 3 级 AE 是中性粒细胞减少症、白细胞减少症、淋巴细胞减少症和血小板减少症。与 ZUMA-5 研究相比，RELIANCE 研究具有优异的安全性：无 1 例患者出现大于等于 3 级的 CRS；ICANS 发生率仅为 3.6%。任何级别

CRS发生率：42.9%（12/28）；大于等于3级CRS发生率为0。任何级别ICANS发生率：17.9%（5/28）；大于等于3级发生率只有3.6%（1/28）。

3.R/R FL和R/R MZL治疗的临床实践建议

在过去几十年随着对疾病认识的不断深入，尤其是近年PI3K抑制剂、BTK抑制剂、EZH2抑制剂等小分子靶向药的出现使FL和MZL患者长期生存获得大幅提高。但约20%患者在首次治疗后24个月内出现疾病进展，即所谓的POD24，这部分患者的预后很差，5年OS仅为50%。同时，一部分患者随治疗周期数增加和治疗时间延长，会转化为侵袭性淋巴瘤。一旦出现转化，病情进展很快，预后不佳。多线化疗方案失败的R/R患者可考虑进行自体或异基因造血干细胞移植。CAR-T治疗在R/R FL和MZL患者在显示卓越疗效的同时也有非常好的耐受性，可明显改善这类患者的预后和生存。目前瑞基奥仑赛注射液已正式获批治疗R/R FL。

（三）套细胞淋巴瘤

复发/难治（R/R）套细胞淋巴瘤（mantle-cell lymphoma，MCL）预后不佳，基于ZUMA-2的临床试验结果，吉利德（Gilead）旗下T细胞治疗公司Kite的Tecartus（Brexucabtagene autoleucel，前称KTE-X19）作为自体抗CD19嵌合抗原受体（CAR）T细胞治疗，被FDA批准用于既往接受过二线及以上治疗的，成人R/R MCL患者的治疗。

1.CAR-T细胞治疗R/R MCL的疗效

抗CD19 CAR-T细胞治疗针对使用BTK抑制剂治疗后疾病进展的R/R MCL患者，在ZUMA-2临床试验中，评估了其在R/R MCL患者中的疗效。接受治疗的68例患者基线特征，81%包括大于等于3种既往治疗药物，所有患者均接受过布鲁顿酪氨酸激酶（BTK）抑制剂。治疗后随访7个月客观反应率（ORR）为93%、CR为67%、12个月PFS为61%。亚组分析显示，与无TP53突变等高危特征的患者相比，其ORR和6个月PFS相似。另外一项针对R/R MCL的抗CD19 CAR-T细胞（Liso-cabtagene maraleucel）临床试验，32例患者基线特征，69%大于等于3种既往治疗方法、88%接受过BTK抑制剂、22%具有TP53突变。其ORR为84%，CR为66%，中位随访时间6个月中位PFS未达到。国内几家中心报道了例数较少的R/R MCL患者抗CD19 CAR-T细胞治疗，均获得CR的良好结果。

2.CAR-T细胞治疗R/R MCL的副作用

上述两个临床试验中，分别观察到91%和59%的患者发生了任何级别的CRS；63%和34%的患者发生了任何级别的神经毒性，其中31%和13%患者发生了大于等于3级的神经毒性；26%和34%的患者出现大于等于3级血细胞减少。针对副作用的治疗，59%和19%的患者接受托珠单抗、22%和19%患者接受糖皮质激素治疗。

3.R/R MCL治疗的临床实践建议

基于自体（auto-）及异基因（allo-）造血细胞移植（HCT）、抗CD19 CAR-T细胞治疗在MCL治疗中的确切位置，美国移植和细胞治疗学会、国际血液和骨髓移植研究中心和欧洲血液和骨髓移植学会给出了建议：Auto-HCT是符合移植条件患者首选标准治疗；而至少对一种BTK抑制剂治疗失败或不耐受的R/R MCL患者，优先选择CAR-T细胞治疗；CAR-T细胞治疗失败或不可行，则建议进行allo-HCT。

（四）慢性淋巴细胞性白血病

慢性淋巴细胞白血病（chronic lymphocyte leukemia，CLL）是一种淋巴细胞克隆性增殖疾病。近年新型靶向药物不断涌现，以BTK抑制剂为基础的无化疗方案正逐渐取代传统免疫化疗在CLL的治疗地位，改变了CLL治疗格局，但CLL仍是一种无法治愈的疾病。

1.CAR-T细胞治疗R/R CLL的疗效

治疗CLL的潜在CAR靶点较多，包括CD19、CD20、CD23、ROR1、轻链、Fc受体1、CD37和Siglec-62等。其中研究最多的为CD19靶点，其他靶点的CAR-T大多数还在临床前或探索性的早期临床研究阶段。另一方面，针对CD19的CAR-T治疗整体样本量都偏小（n=1~25），而且，在临床研究中呈现疗效也不一，ORR在0~100%，完全缓解率（CRR）在0~60%。平均完全缓解率为32%，整体低于在ALL或LBL中的疗效。近年，CD19 CAR-T治疗伊布替尼耐药或不耐受难治复发CLL患者的数项临床研究数据显示相对较高的ORR和CRR。在TRANSCEND CLL 004 Ⅰ期临床研究中有23例难治复发成人CLL患者接受了Liso-cel治疗，既往中位治疗线数为4（所有患者使用过伊布替尼；65%患者使用过维奈托克），83%患者具有高危特征，包括突变的TP53和del（17p）。CAR-T治疗后74%患者发生细胞因子释放综合征（9%为3级），39%患者发生CNS毒性（22%为3/4级）。在22例疗效可评估的患者中，ORR为

82%，CRR 为 45%。在 20 例 MRD 可评估患者中，分别有 75% 和 65% 患者在血液和骨髓中检测不到 MRD。有趣的是，CLL 患者一旦在 CAR-T 治疗后获得缓解，往往缓解持续时间非常长，有获得临床治愈可能，全球最早接受 CTL019 的 2 例 CLL 患者已获得 10 年以上长期生存。

T 细胞内在功能缺陷是 CLL 的突出特征，可能是免疫抑制微环境和 CLL 瘤细胞抑制 T 细胞突触形成所致，这也是 CLL 患者 CAR-T 细胞制备成功率偏低和疗效不佳的主要原因。最新研究表明，CAR-T 治疗 CLL 疗效与肿瘤负荷或疾病特征 T 细胞表达无关，而与 T 细胞功能相关。T 细胞耗竭、激活、糖酵解和凋亡相关基因增高等预示 CAR-T 疗效较差；CAR-T 细胞产品中的 CD45RO⁻CD27⁺CD8⁺ T 细胞和 CD27⁺PD1⁻CD8⁺ T 细胞亚群则提示 CAR-T 治疗有效。因此治疗前检测此类 T 细胞生物标志物则有助于预测 CAR-T 疗效。

2.CAR-T 细胞治疗 R/R CLL 的副作用

CAR-T 治疗后 74% 的患者发生细胞因子释放综合征（9% 为 3 级），39% 的患者发生 CNS 毒性（22% 为 3/4 级）。

3.R/R CLL 治疗的临床实践建议

由于整体低于在 ALL 或 LBL 中的疗效，因此目前可尝试采取以下策略提高疗效。伊布替尼及其他药物的联合治疗：伊布替尼的联合治疗可促进 CAR-T 细胞增殖和代谢相关的通路表达增加，以及与炎症相关的通路表达减少，从而提高 CAR-T 疗效并降低 CRS 严重程度。多项临床研究数据表明，CD19 CAR-T 联合伊布替尼治疗 CLL 的 ORR 达 83%~95%，CRR 达 21%~47%，外周血 uMRD 达 89%，并降低 3~4 级 CRS 的发生率。另外，在细胞单采前服用伊布替尼可降低 T 细胞耗竭相关分子的表达，改善 T 细胞功能和促进 T 细胞的体外扩增，有助于提高 CAR-T 细胞制备成功率和 CAR-T 疗效。因此，建议患者可在单采前服用伊布替尼，服用时间至少 2 周，最好能达数月；在 CAR-T 治疗后持续服用 3~6 个月以上。其他潜在的与 CAR-T 细胞具有协同作用的药物还有免疫调节药物来那度胺等，来那度胺可部分扭转 CLL 瘤细胞所致免疫突触形成减弱和募集关键调节蛋白至突触的缺陷。

目前只有很小一部分晚期慢性淋巴细胞白血病患者会对 CAR-T 疗法产生临床应答，可尝试采取联合治疗策略进一步提高疗效。对 allo-HSCT 后复发 CLL 患者可考虑使用供者来源的 CAR-T 细胞，既可克服患者自身来源的CAR-T细胞功能缺陷，还可达到类似供者淋巴细胞输注的控瘤效果，而且在小样本的临床观察中并未发现严重GVHD的发生。脐带血来源的异体CAR-NK细胞近年来在临床研究中也展示对CLL有不错疗效，且安全性良好。为克服CAR-T治疗后发生肿瘤抗原逃逸问题，可尝试使用CD19/CD20双靶点CART细胞治疗。但是，这些治疗策略目前在CLL临床数据有限，有效性还有待更大样本证实。

（五）霍奇金淋巴瘤

霍奇金淋巴瘤（Hodgkin's lymphoma，HL）在接受一线方案治疗后，10%~15%局限期患者和30%~40%晚期患者会面临复发。即便在PD1/PDL1单抗和抗CD30偶联抗体维布妥昔（BV）时代，仍然存在未被满足临床需求，亟待寻求新疗法。寻求靶向cHL相关抗原的CAR-T细胞治疗有望成为PD1/PDL1单抗和BV时代后的重要治疗选择。

1.抗CD30 CAR-T细胞治疗R/R HL的疗效

现有可及的抗CD30 CAR-T细胞治疗数据多为研究者发起的探索阶段的临床试验数据，其中包括较多来自中国的临床研究。另外，在国际指南上，尚无任何靶点的 CAR-T 细胞治疗作为 R/R HL 患者的治疗推荐。此外，由于现有可及的临床研究数据中，尚无针对结节性淋巴细胞为主型霍奇金淋巴瘤（nodular lymphocyte predominant hodgkin lymphoma，NLPHL）CAR-T 细胞临床研究。截至目前，在 Clinical Trial 注册的在研靶向 CD30 CAR-T 细胞临床试验共 23 项，其中来自中国注册 9 项。早在 1998 年发表的第一代靶向 CD30 的 CAR-T 研究，是可追溯较早抗 CD30 CAR-T 细胞研究，证明抗 CD30 CAR-T 细胞治疗的可行性。

目前靶向 CD30 CAR-T 的临床研究，总体获得的 ORR 将近 30%~40%，且深度缓解较低。FB（氟达拉滨+苯达莫司汀）清淋预处理方案有助于提高靶向 CD30 CAR-T 细胞治疗的早期应答，可达 59% 的 CR 率和 72%ORR。可尝试通过以下策略提高疗效：①PD1 单抗联合 CAR-T 细胞治疗有助于提高疗效。CAR-T 细胞在体内激活之后，约 30% 细胞将会上调 PD1 分子，诱导 CAR-T 细胞耗竭，而通过 PD1 敲除或联合可有效促进 CAR-T 再激活和二次扩增。一项多中心靶向 CD30 CAR-T 细胞治疗 r/r cHL 临床研究证明联合 PD1 抗体可获更好疗效，达 80% 的 CR 和 100% 的 ORR。PD1 抗体使用时机可根据患者病情决定，一般推荐CAR-T细胞回输后半个月内应用。②CAR-T细胞联合自体造血干细胞移植。CAR-T细胞和造血干细胞移植（HSCT）治疗具有一定协同效应，对体能较好者，可考虑自体造血干细胞移植同步联合CAR-T细胞治疗，有团队报道寻求自体HSCT联合CD30 CAR-T策略治疗CD30阳性淋巴瘤获得较好安全性和近期疗效。对体能较弱者，建议采用先行CAR-T序贯HSCT的策略，推荐抗CD30 CAR-T后获得PR以及以上应答的R/R cHL患者，在3个月内完成自体移植联合治疗。另一项研究中，部分患者在CAR-T细胞治疗后接受了序贯HSCT和二次CAR-T的三明治疗法，维持了较好长期疗效，总体达到70%的5年OS和45%的5年PFS。此外，还有一些积极措施逐渐被尝试。共表达CCR4 CAR-T策略，有效促进CAR-T细胞游走和归巢，增强杀瘤效应。而通过联合CSF-1受体抑制剂可有效解除MDSC抑制，期待未来可进入临床进行验证。国内团队探索的第三代靶向CD30 CAR-T，有助提高疗效。此外，由于20%~40% cHL为EBV驱动，选择EBV-CTL作为工作细胞制备CAR-T，可获得CAR-T和EBV-CTL叠加的杀伤效应。此外，针对EBV阳性R/R cHL，靶向EBV编码抗原的CAR-T细胞治疗也是未来的发展方向。

2.CAR-T细胞治疗R/R HL的副作用

靶向CD30 CAR-T细胞治疗具有较好安全性，大于等于3级CRS基本在0~5%，大于等于3级免疫效应细胞相关神经毒性综合征（ICANS）在0~2%。即便联合PD1单抗治疗，也未增加不良事件，大于等于3级CRS8.3%，且无任何级别的ICANS发生。虽然造血干细胞以及活化T/B细胞也表达CD30分子，有潜在脱靶可能。但由于干细胞CD30抗原表达较弱，且干细胞具有独特的高表达SP6/P19分子，可抵抗穿孔素颗粒酶的攻击和抗凋亡作用，靶向CD30 CAR-T细胞并不会造成干细胞损害以及T/B细胞分化。其他脱靶效应等不良事件尚未见相关文献报道。

3.R/R HL治疗的临床实践

免疫检查点抑制剂、维布妥昔单抗、造血干细胞移植和常规化疗药物仍是临床治疗R/R HL常见选择。目前靶向CD30 CAR-T临床研究结果虽不令人满意，但随着研究深入及联合治疗探索，相信将来CAR-T在R/R HL仍有用武之地。

（六）T细胞淋巴瘤

T细胞淋巴瘤（T-cell Lymphoma，TCL）是一组异质性很强的NHL。与西方国家相比，亚洲人群TCL更常见，包括外周T细胞淋巴瘤-非特指型（peripheral T-cell lymphoma，not otherwise specified，PTCL-NOS）、血管免疫母细胞性T细胞淋巴瘤（angio-immunoblastic T-cell lymphoma，AITL）和NK/T细胞淋巴瘤（NK/T cell lymphoma，NKTCL），5年OS率约为30%。一线治疗失败后的PTCL患者预后更差，生存期较短。

1.CAR-T细胞治疗R/R TCL的疗效及安全性

（1）CD7 CAR-T研究

国内有研究开展CD7靶点的CAR-T细胞临床试验（NCT04004637），利用串联CD7纳米体VHH6与内质网/高尔基体保留基序肽结合，开发了CD7阻断策略。临床试验阶段纳入了8例R/RCD7阳性T-ALL/LBL患者，接受自体CD7 CAR-T细胞输注3个月后CRR为87.5%（7/8），1例淋巴瘤患者维持CR状态超过12个月。大多数患者（87.5%）只有1级或2级CRS，未观察到T细胞发育不良及神经毒性。另一项Ⅰ期临床试验（NCT04689659）用同种异体健康供者来源的抗CD7

CAR-T细胞治疗20例R/R T-ALL患者，结果显示90%（$n=18$）达到CR，其中7例患者进行了干细胞移植。中位随访为6.3个月（4.0~9.2个月），截至随访时间有15名患者仍处于CR状态。此外，也有研究开发了健康供体衍生的靶向CD7的CAR-T细胞（RD13-01），首次在R/R CD7阳性血液系统恶性肿瘤的患者中进行了使用RD13-01的Ⅰ期临床试验。该研究对11名患者进行安全性和有效性评估，未观察到明显不良反应，CR率为63.6%。另有报道开展的自然选择靶向CD7 CAR-T（NS7CAR-T）细胞，10例CR患者接受了巩固性桥接移植。移植后中位随访时间为210 d，7/10例CR患者在移植后保持MRD阴性，展示出了NS7CAR-T的良好潜力。有关CD7的双靶点研究也在逐步开展，双靶向CAR-T的临床前数据结果表明敲除CD5和CD7可防止CD5/CD7双特异性CAR-T细胞自相残杀，并且串联双靶向CAR在杀伤活性和防止肿瘤逃逸方面比并联双靶向CAR更有效，研究结果为有效的T细胞肿瘤治疗提供了新思路。

（2）CD30 CAR-T研究

Ramos CA等报道了应用表达编码CD28共刺激内域的CD30特异性CAR-T疗法治疗9例患者，均没有发生病毒特异性免疫受损，没有观察到其他相关毒性。在抗CD30 CAR-T联合PD-1抑制剂治疗R/R CD30阳性淋巴瘤的临床研究中，使用氟达拉滨和环磷酰胺进行淋巴细胞清除后，患者接受CAR-T细胞联合PD-1抑制剂治疗。12例患者ORR为91.7%（11/12），6例患者达到CR（50%）。Wu Y等证实了CAR-T细胞治疗CD30阳性外周T细胞淋巴瘤（PTCL）的有效性。体内实验数据显示，9C11-2 CAR-T细胞能有效抑制Karpas 299细胞移植NCG小鼠肿瘤生长，新的CD30 CAR-T细胞可能是一种有前景的癌症治疗方法。有个案报道发现同种异体移植后多次复发的肠病相关T细胞淋巴瘤患者在CD30 CAR-T细胞治疗后获得了长期缓解。在CAR-T细胞治疗6周后，所有侵犯部位完全消退，24个月后仍持续缓解。

（3）CD5 CAR-T研究

Feng J等人在一项I期临床试验中，应用修饰后的CD5-IL15/IL15sushi CAR-T细胞对伴有中枢神经系统浸润的难治性T-LBL患者的安全性和有效性进行了测试，发现CAR-T细胞能够在几周内迅速清除中枢淋巴瘤细胞，使患者获得缓解，进一步研究结果仍有待观察。Dai Z报道了一种新型的靶向CD5全人类重链可变（FH-

VH）结构域，用于开发一种双表位CAR，称为FHVH3/VH1，包含FHVH1和FHVH3，经验证可以结合不同的CD5抗原表位。Wada M报道了用CD5 CAR转导的T细胞在体外特异性和有效地裂解恶性T细胞系和原发肿瘤的能力，还显著改善了T-ALL异种移植模型的体内控制和生存，研究数据支持CD5 CAR-T细胞在临床环境下治疗T细胞恶性肿瘤的潜在应用。

（4）EBV相关CAR-T研究

一项临床试验纳入26例接受过异基因造血干细胞移植的EBV相关NK/T细胞淋巴瘤或B细胞淋巴瘤患者，22例患者接受LAMP-1和LAMP-2的CAR-T细胞，4例患者接受LAMP-2的CAR-T细胞。没有观察到与CAR-T细胞输注相关的不良事件。共6例患者出现GVHD，3名患者有急性表现，其中2例有皮肤GVHD病史，2年的PFS率和OS率分别为46%和68%。结果表明，LMP引导的T细胞治疗作为异体造血干细胞移植后的辅助治疗可能是有益的。此外，针对CD3、CD4、CD37、TRBC1等单靶点及多靶点的临床研究也正在进行中，其有效性和安全性有待大量临床试验数据验证。

2.R/R TCL治疗的临床实践

总体而言，复发难治性T细胞淋巴瘤的治疗仍以化疗、靶向治疗及造血干细胞移植为主。CAR-T细胞临床试验仍处于初步阶段。随着对免疫机制的深入了解和基因编辑技术的发展成熟，将寻找更加特异性的靶点，改进CAR-T细胞制备平台，设计出更高效、更安全的CAR-T细胞，相信CAR-T细胞免疫治疗未来会有更多的突破和发展。

四、CAR-T细胞在实体瘤中的应用

根据从ClinicalTrials.gov获取的数据，截至2022年4月，在实体瘤领域有超过700项在研的以CAR-T为代表的细胞疗法临床研究。肿瘤相关抗原（tumor-associated antigen，TAA）、HER2和间皮素（mesothelin，MSLN）仍是实体瘤细胞治疗领域最常见靶点。而一些新兴靶点相对于2021年显示出大幅增长，包括CLDN18（+400%）、CD276（+160%）和KRAS（+125%）。

（一）Claudin18.2 CAR-T

1.Claudin18.2的研究背景

Claudin（CLDN）蛋白，是一类跨膜紧密细胞连接蛋白。主要构象包含剪接变异体1-CLDN18.1（NM_

016369.4）和剪接变异体2-CLDN18.2（NM_001002026）。由于具有较强胞间黏附特性，产生了防止和控制溶质的细胞旁转运，并限制膜脂和蛋白质侧向扩散以维持细胞极性一级屏障。

CLDN18.1在正常肺上皮中呈选择性表达，CLDN18.2仅在胃上皮细胞中表达。有意思的是，CLDN18.2在胃组织表达局限在已分化胃上皮短寿细胞中，但在胃干细胞区中不存在。已有研究表明CLDN18.2在胃癌、胰腺癌等肿瘤中呈高表达。其在胃癌转移灶的表达与在原发灶的表达一致。基于其在肿瘤中的表达特点，CLDN18.2可能是治疗胃癌、胰腺癌等实体瘤的潜在靶点。

2.CLDN18.2 CAR-T临床研究

目前，有20余项靶向CLDN18.2的细胞治疗产品处于临床前或早期临床研究阶段，上海科济药业研发的人源化靶向CLDN18.2的二代自体CAR-T细胞（CT041）已进入关键Ⅱ期临床研究阶段。目前在临床阶段探索的适应证主要以晚期消化系统肿瘤为主，如胃癌及胰腺癌。有临床数据披露的靶向CLDN18.2 CAR-T产品主要是CT041，也是全球首个进入确证性Ⅱ期临床试验的靶向CLDN18.2细胞治疗产品。

在一项由研究者发起的Ⅰ期临床研究中期报告中，37例患者接受1~3剂CT041输注，28例为胃癌/食管胃结合部腺癌、5例为胰腺癌、4例为其他消化系肿瘤，剂量为$2.5×10^8$、$3.75×10^8$和$5.0×10^8$个细胞。结果显示，CT041整体耐受性良好且安全风险可控，最常见3级及以上不良事件（adverse event，AE）为血液系统毒性，且均在2周内恢复，35例受试者（94.6%）发生1-2级的CRS，未发生3级及以上CRS，未发生免疫效应细胞相关毒性综合征（immune effector cell-associated neurotoxicity syndrome，ICANS），无治疗相关死亡。ORR和疾病控制率（disease control rate，DCR）分别为48.6%（95%可信区间：31.9-65.6），疾病控制率为73.0%（95%可信区间：55.9-86.2），中位无进展期（median progression-free survival，mPFS）为3.7月，6个月生存率为80.1%。其中，28例胃癌/食管胃结合部腺癌患者的ORR达到57.1%（95%可信区间：37.2-75.5），DCR为75%，mPFS为4.2月，6个月生存率为81.2%。在18例至少二线治疗失败的胃癌/食管胃结合部腺癌患者的ORR和DCR分别为61.1%和83.3%，mPFS为5.6月。

CT041在中国开展的Ib期注册临床试验结果显示，

14例至少二线失败的晚期胃癌/食管胃结合部腺癌患者，接受了1~3次$2.5×10^8$~$5.0×10^8$剂量的CAR阳性细胞输注，最常见3级及以上的AE为血液系统毒性，除1例4级CRS，其余CRS均为1-2级，所有CRS均完全恢复。未发生ICANS和胃黏膜损伤，未发生治疗相关死亡事件。ORR为57.1%（95%可信区间：28.9-82.3），DCR为78.6%，mPFS达5.6月。同期在美国开展的Ib临床试验纳入14例患者，包括5名至少二线失败的晚期胃癌/食管胃结合部腺癌及9例至少一线失败的胰腺癌患者，接受$2.5×10^8$~$6.0×10^8$剂量，整体耐受性良好，未发生3级及以上CRS，未发生ICANS或治疗相关死亡。

（二）Mesothelin CAR-T

1.Mesothelin的研究背景

间皮素是由MSLN基因编码的一种细胞表面糖蛋白；MSLN基因编码一种前蛋白，经蛋白水解后产生巨核细胞增强因子（megakaryocyte-potentiating factor，MPF）和间皮素。间皮素是一种含糖磷脂酰肌醇（GPI）的细胞表面糖蛋白，通过GPI锚定在细胞膜表面。MSLN通过其GPI直接激活或与其受体CA125/MUC16相互作用，激活核因子κB（NF-κB）、磷脂酰肌醇3-激酶

（PI3K）和丝裂原活化蛋白激酶（MAPK）信号途径，通过促进瘤细胞增殖、局部浸润和转移以及抗凋亡，实现肿瘤恶性转化和侵袭性。MSLN高表达于多种实体肿瘤，包括卵巢癌（60%~90%）、胰腺癌（70%~80%）、间皮瘤（70%）、子宫内膜癌（50%~70%）、肺腺癌（55%）、胃腺癌（39%~49%）、结直肠癌（41%）、胆管癌（22%）等，仅在乳腺、肾、甲状腺、软组织和前列腺等少数正常组织中呈低表达（小于10%），在气管、卵巢、扁桃体和输卵管的上皮细胞呈低表达，部分表达于胸膜、心包和腹膜的细胞。

2.MSLN CAR-T临床研究

以MSLN为靶点的实体瘤的CAR-T细胞治疗，目前约有20项进入临床研究阶段，主要集中在Ⅰ/Ⅱ期，尚无进展到Ⅲ期的研究以及上市的药物。临床研究适应证以间皮瘤、胰腺癌、卵巢癌居多，其他还有胆管癌、肺癌和乳腺癌等。临床研究中药物使用模式为单药探索或联合免疫检查点信号调节，给药方式为静注或局部注射（胸膜腔注射，腹腔注射等），部分进行清淋预处理，也有部分研究探索非清淋预处理。总体而言，以MSLN为靶点的实体瘤CAR-T细胞治疗，经临床验证安全性良好，也有一定疗效，但有待提升。对当前已有研究数据公布MSLN CAR-T疗法汇总如下：

ATARA BIO联合美国斯隆－凯特琳癌症中心（MSKCC）开发了iCasp9M28z$^+$ T细胞，并开展了Ⅰ期临床研究（NCT02414269）。2021年Cancer Discovery报道，25例恶性胸膜间皮瘤（malignant pleural mesothelioma，MPM）、1例转移性肺癌和1例乳腺癌受试者入组研究，细胞治疗剂量范围为$3×10^5$~$6×10^7$/kg，未观察到剂量限制性毒性和5级以上不良事件，15/27（56%）发生了4级不良事件，包括6例淋巴计数减少、11例中性粒细胞计数减少和9例白细胞计数减少；3级不良事件包括便秘、呼吸困难、血液学异常和电解质异常。39%患者外周血中检测到CAR-T细胞时间超过100 d。其中18例MPM患者安全接受了帕博利珠单抗。这些患者自CAR-T细胞输注起，中位总生存期为23.9个月（1年总生存率为83%），8例患者病情稳定时间超过6个月，2例PET扫描显示完全代谢性缓解。

国内团队开发的αPD-1-meso CAR-T为可分泌PD-1纳米抗体的细胞产品，并开展了Ⅰ期临床研究。2020 ASCO会议报道，10例实体瘤受试者接受不少于2次输注，剂量分别为 $5×10^6$ /kg，$5×10^7$ /kg，$1×10^8$ /kg。最常见不良反应为轻度疲劳和发热，观察到 1-2 级的 CRS，未发生细胞治疗神经毒性，1 例腹痛。就疗效而言，2 例受试者 PR，4 例受试者疾病稳定（stable disease，SD），其余 4 例受试者疾病 PD，mPFS 为 97 d。2022 年 Gynecologic Cancer 报道，7 例组织学检测 MSLN+细胞比例大于 70% 的妇瘤（卵巢癌）患者，接受 $1×10^6$~$1.5×10^7$ /kg 的 αPD-1-mesoCAR-T 输注，常见不良事件为发热、疲劳、恶心和瘙痒，未观察到 3 级及以上 AE；DCR 为 100%，其中 2 例病灶缩小患者，PFS 分别为 4.1 m 和 5.3 m。2022 年 ASCO 会议壁报交流中报道一项研究，入组 9 例恶性腹膜间皮瘤患者，不少于一次静脉回输剂量范围为 $1×10^6$~$1.5×10^7$ /kg 的 αPD-1-mesoCAR-T 细胞，6 例可评价受试者中（组织学检测 MSLN 阳性率大于等于 50%，3 例 PD-1 阳性），2 例（33.3%）发生 CRS（1 级和 3 级各 1 例），4 例出现发热，2 例出现 3 级肺部感染；ORR 为 33.3%（1 例 CR，1 例 PR），5 例 SD 持续超过 3 个月，仅 1 例在细胞输注后发生 PD。

Maxcyte Inc. 基于 mRNA 非病毒快速生产平台开发了 MCY-M11 CAR-T 疗法，并开展了 I 期临床研究。2020

ASCO会议报道，11例卵巢癌和恶性腹膜间皮瘤患者，无化疗预处理情况下，每周接受1次腹腔注射，共输注3次。研究分3个剂量组，分别为1×10^7/剂，5×10^7/剂，1×10^8/剂，均未发生神经毒性，未观察到DLT，仅1例（剂量水平3）发生2级心包炎、发热和一过性中性粒细胞减少症，可能与CRS有关；5×10^7剂量组中有3例为SD，1×10^8剂量组中有1例为SD。

另有团队通过敲除PD-1基因和TCR基因，建立了MPTK-CAR-T细胞疗法，并开展了Ⅰ期临床研究。2021年CMI杂志报道：17例组织学检测MSLN表达阳性率大于等于10%的实体瘤患者未清淋预处理情况下，接受1次或多次回输，剂量为（0.1~9）$\times10^6$/kg CAR-T细胞。15例可评估患者中，未发现DLT，2例受试者出现新发小于3级胸膜、心包或腹膜积液，伴随后续输注，未发生进一步恶化；4例在细胞输注后积液增加并进行导管引流；15例患者中，7例在输注后3~4周达到SD，但在8~12周随访中，7例受试者只有2例保持SD。7例SD受试者mPFS为7.1周，中位总生存期（median overall survival，mOS）为4.9个月。其他8例PD受试者mOS为3.0个月。患者外周血中MPTK-CAR-T细胞在输注后第7-

14 d达峰值，1个月后检测不到该细胞，研究者认为TCR敲除影响了CAR-T细胞的增殖和体内持久性。

美国宾州大学的Carl June团队采用mRNA瞬时表达技术建立靶点为MSLN的CAR-T meso细胞（鼠源SS1 scFv），并开展Ⅰ期研究，评估自体CAR-T meso细胞在6例化疗难治性转移性胰腺导管癌患者体内的安全性和有效性，2018年Gastroenterology报道此项研究结果。患者每周静脉给予细胞3次，持续3周。未发生CRS或神经毒性和DLT，最多3级以上不良反应为腹痛、胃炎、味觉障碍。2例患者根据RECIST 1.1判定为SD，PFS分别为3.8个月和5.4个月；3例患者为代谢学SD，其中1例组织确诊MSLN膜表达阳性患者MAV下降达69.2%，且1个月时与基线相比，肝脏病灶的FDG摄入发生明显降低。由于以上研究疗效有限，且SS1 CAR在外周血中14 d达峰，28 d后基本消失，推测为宿主免疫系统的排斥作用。后续该团队建立了全人源的M5 anti-mesothelin CAR-T，开展1项Ⅰ期临床试验。研究共入组15例难治性恶性间皮瘤、肺癌和卵巢癌患者，剂量组为（1~3）× $10^7/m^2$（CTX预处理组和未预处理组），（1~3）× $10^8/m^2$（CTX预处理组和未预处理组），或（1~3）× $10^7/m^2$ 3周内回输 3 次（CTX 预处理）。低剂量队列均耐受性良好，未发生 DLT；而（1~3）×10^8/m^2 队列 2 例患者（恶性上皮性间皮瘤 1 例和复发性浆液性卵巢癌 1 例）输注后短时间内均出现了发热、呼吸窘迫并入住 ICU，其中间皮瘤患者死亡。研究发现，尽管肺细胞正常情况下不表达 MSLN，在活动性炎症和纤维化部位却会出现 MSLN 的异常表达。研究者认为，目前观察到的毒性反应的原因尚未确定，但推测高剂量下高活性的 M5 CAR-T 细胞攻击了低表达 mesothelin 的肺上皮细胞，导致了中靶脱瘤杀伤。随后研究者调整了剂量，在 5 例复发性浆液性卵巢癌和 1 例肺腺癌患者中开展了临床试验，静脉输注（1~3）×10^7/m^2 M5 CAR-T 细胞（CTX 预处理），21 d 再次输注（无 CTX 预处理），42 d（无 CTX 预处理）进行第三次输注。在此队列中未发生严重不良事件，但综合分析其中 14 例患者数据，未发现 PR 或 CR。

（三）GUCY2C CAR-T

1.GUCY2C 的研究背景

鸟苷酸环化酶 C（guanylyl cyclase C，GCC/GU-CY2C）属于受体鸟苷酸环化酶家族中一员，是鸟苷酸、尿鸟苷酸和大肠杆菌肠毒素的受体，在胃肠道液体和离子稳态中起关键作用。大约80%结直肠癌组织中GCC表达阳性，在其他胃肠道恶性肿瘤中，59%食管癌、68%胃癌和64%胰腺癌表达GCC。GCC在正常组织表达仅限于肠道内腔上皮细胞顶端，不在其他组织器官中表达。近来研究发现，GCC在原发性结直肠癌细胞呈稳定表达，而在转移性结直肠癌细胞中异常高表达，被认为是转移性结直肠癌特异性标志分子之一。

从功能上看，早期研究表明，GCC为抑癌基因，GCC敲除细胞具更强增殖能力，通过调控Akt信号通路激活而实现。最新研究表明，肠癌中常过度激活Wnt信号通路会下调GCC的配体GUCA2A的表达抑制GCC功能。

2.GUCY2C CAR-T临床研究

以GUCY2C为靶点的实体瘤的CAR-T细胞治疗，目前约有10项进入临床研究阶段，主要集中在Ⅰ/Ⅱ期，尚无进展到Ⅲ期的研究及上市药物。临床研究适应证以结直肠癌为主。

2022年6月ASCO年会上报道了GCC19 CAR-T最新数据。该研究入组晚期结直肠癌受试者21例，其中1×10^6/kg剂量组13例，2×10^6/kg剂量组8例。根据实体瘤疗效评价标准（RECIST 1.1），两个剂量组总体 ORR 为 28.6%（6/21），1×10^6/kg 剂量组 ORR 为 15.4%（2/13），2×10^6/kg 剂量组 ORR 为 50%（4/8）且 3 个月内 DCR 为 100%（8/8）。受试者最常见不良反应是细胞因子释放综合征（共 20 例，其中 90.4% 为 1 级、4.8% 为 3 级）和腹泻（共 20 例，其中 28.6% 为 1 级、23.8% 为 2 级、42.9% 为 3 级）。另 2 例（9.52%）出现神经毒性，其中 1 例为 3 级，1 例为 4 级，使用皮质类固醇治疗后得到缓解。说明 GCC19 CAR-T 在复发或难治性转移性结直肠癌中显示有意义的剂量依赖的临床有效性和可接受的安全性。

（四）EpCAM CAR-T

1. EpCAM 的研究背景

上皮细胞黏附分子（epithelial cell adhesion molecular，EpCAM）是一种糖基化 I 型跨膜糖蛋白，参与调节癌细胞黏附、增殖、迁移、干性和上皮-间质转化（EMT）。完整 EpCAM 及其蛋白水解片段分别与 Wnt、Ras/Raf 通路及细胞内信号传导成分相互作用，导致肿瘤发生。EpCAM 在多种上皮细胞来源的肿瘤中高表达，包括结肠、胃、胰腺、肺、卵巢、乳腺等。在 97.7% 结肠癌，90.7% 胃癌和 87.2% 前列腺癌及 63.9% 肺癌中见到高水平EpCAM表达。在肝细胞癌、肾透明细胞癌、尿路上皮癌和鳞状细胞癌中阴性。EpCAM在乳腺癌表达取决于组织学亚型，浸润性小叶癌常呈无或弱表达。除在多种肿瘤组织中高度表达外，EpCAM还在多种正常组织中表达，包括肠道、胆管、甲状腺等。一方面，EpCAM在正常组织的表达水平弱于肿瘤组织，存在一定治疗窗口；另一方面，EpCAM在正常组织表达仅限于上皮细胞基底侧，免疫细胞不可接触。在肿瘤组织中，EpCAM表达从基底层改变为在细胞膜表面均匀表达，使其能在细胞或抗体疗法中作为靶点。

2.EpCAM CAR-T临床研究

目前，有多个靶向EpCAM的细胞治疗产品在临床前或早期临床研究阶段，但尚无产品进入关键临床阶段或申请上市。目前在临床阶段主要探索的适应证以晚期消化系统肿瘤为主，如胃癌及结直肠癌。

有临床数据披露的靶向EpCAM细胞治疗产品主要为IMC001，为靶向EpCAM的CAR-T细胞。在EMSO 2022年会口头报告中，披露了IMC001在晚期结直肠癌和晚期胃癌Ⅰ期研究中，入组8例（包括4例结直肠癌，4例胃癌）可疗效评估受试者，中低剂量组6例（75%）

治疗后的28 d达SD；1例胃癌低剂量最佳疗效达PR，DCR为75%。该例PR患者生存时间达11个月并持续缓解中，该患者细胞输注后第8周腹水消失，盆腔积液显著减少，癌胚抗原（CEA）及CA125恢复至正常水平；在第32周达PR，目前已恢复正常工作和生活。安全性方面，8例接受CAR-T细胞治疗的晚期结直肠癌和胃癌患者中，无DLT发生，4例出现CRS（其中1例CRS为3级，其余均为1-2级），未见神经毒性事件，其他常见不良反应主要为血细胞计数下降，考虑与清淋预处理有关。初步展示EpCAM靶点CAR-T在消化系统肿瘤出色的疗效和安全性。

（五）GPC3 CAR-T

1.GPC3的研究背景

磷脂酰肌醇蛋白聚糖3（glypican 3，GPC3）在调控细胞生长和分化方面起重要作用，与肝癌发生、发展密切相关。在正常组织中，GPC3在23%肝硬化以及37%的低度和高级别异型增生结节中表达，而在64%肝细胞癌患者中表达。此外，睾丸生殖细胞瘤（55%），肺鳞癌（54%），脂肪肉瘤（52%），宫颈上皮内瘤变（CIN）Ⅲ（41%），黑色素瘤（29%）和神经鞘瘤（26%）也有一定程度表达。此外，GPC3表达在卵巢癌（17.9%）也较明显，尤其是透明细胞癌。GPC3在儿童实体胚胎瘤也呈高表达，包括大多数肝母细胞瘤、威尔姆斯肿瘤（Wilms'tumors）、横纹肌样瘤、部分生殖细胞瘤及少数横纹肌肉瘤。

2.GPC3 CAR-T临床研究

目前，已有多个靶向GPC3细胞治疗产品在临床前或早期临床研究阶段，但尚无产品进行关键临床阶段或申请上市。在临床阶段探索的适应证主要以肝细胞癌为主，其他包括脂肪肉瘤、肺癌、梅克尔（Merkel）细胞癌、横纹肌肉瘤、肾母细胞瘤、胆管癌、卵黄囊瘤等。有临床数据披露靶向GPC3的CAR-T包括CT011和OriC101。CT011已披露的数据显示：13例GPC3阳性晚期肝癌患者，半年、1年、3年的生存率分别为：50.3%、42.0%和10.5%，9例可行疗效评价患者中，2例为PR，2例SD，5例PD。其中2例患者生存时间分别达20个月和44.2个月，初步显示可能临床获益。安全性方面，13例接受CAR-T细胞治疗的难治复发肝癌患者，除1例出现5级CRS外，其余均耐受良好，8例出现1/2级炎症反应，未见3/4级神经毒性事件，初步证明GPC3靶点在细胞疗法上具可接受安全性。

Ori-C101探索的适应证也为肝细胞癌，入组10例可疗效评价受试者中，有6例最佳疗效达PR，ORR为60%。安全性上，未见DLT，无神经毒性报道，受试者均发生CRS（2例为3级，其余均为1-2级），其他常见不良反应主要为血细胞计数下降，考虑与清淋化疗有关。这展现Ori-C101治疗在肝癌令人兴奋的临床获益。

（六）ROR1 CAR-T

1.ROR1的研究背景

受体酪氨酸激酶样孤儿素受体1（receptor tyrosine kinase-like orphan receptor 1，ROR1）是ROR受体家族一员，包含两个密切相关的I型跨膜蛋白ROR1和ROR2。ROR家族属Wnt信号通路，并与MuSK（肌肉特异性激酶）和Trk（原肌球蛋白）家族受体密切相关。ROR1可通过介导非经典Wnt信号通路（non-canonical Wnt pathways）的信号传递，在多种生理过程发挥重要作用，其中包括调节细胞分裂、增殖、迁移和细胞趋化，尤其是Wnt5a。作为Wnt5a的受体，ROR1参与激活瘤细胞NF-κB通路。ROR1在人正常组织中低表达或不表达，但在多种恶性肿瘤或组织中高表达，如MCL、慢性淋巴细胞白血病（CLL）、乳腺癌、卵巢癌、黑色素瘤、肺腺癌等。

2.CAR-T临床研究

目前，有多个靶向ROR1细胞治疗产品在临床前或早期临床研究阶段，但尚无产品进入关键临床阶段或申请上市。一项正在Fred Hutchinson肿瘤研究中心（NCT02706392）开展临床研究，评估了抗ROR1的CAR-T细胞在ROR1阳性、晚期NSCLC和三阴性乳腺癌的安全性，在30例入组患者中，至少6例未见剂量限制性毒性；而Oncternal Therapeutics开发的CAR-T疗法ONCT-808在今年即将申报IND；另外，JUNO Therapeutics和BMS联合研发的一款自体ROR1 CAR-T细胞疗法JCAR024，目前处临床Ⅰ期，用于治疗ROR1阳性血液肿瘤和实体瘤，包含非小细胞肺癌、三阴性乳腺癌、CLL、MCL和ALL。

五、CAR-T细胞治疗不良反应及处理

（一）基线检查与风险评估

患者接受CAR-T细胞治疗前必须接受系统的基线评估。评估内容主要包括病史、体格检查、影像学检查

及实验室检查等多方面，评估的主要目的是对患者接受CAR-T治疗毒副反应进行危险度分级，对"高危因素"患者建议采取多学科MDT讨论评估治疗风险及获益后再行最终决定是否接受CAR-T细胞治疗。

1.病史采集

病史采集包括肿瘤相关病史和基础疾病病史。血液系统恶性肿瘤患者病史采集应涵盖：①初诊时病理分型、分期，既往治疗经过等；②现阶段病情：末次治疗方案及时间、肿瘤负荷（大小、分布、受累器官）、最新病理活检、免疫组化结果等；③与血液系统恶性肿瘤相关的既往病史，包括感染性疾病（如肝炎、EBV病毒感染）；推荐ECOG评分系统对患者一般状态进行评估。推荐对淋巴瘤受累器官功能进行评估：根据症状、体征、实验室、影像学内窥镜检查结果，评估受累脏器功能（如压迫、梗阻、溃疡出血等）。

2.实验室检查

（1）建议完善以下实验室检查：血常规、尿常规；粪便常规+潜血；血生化；凝血功能；病毒学检测：乙肝5项、丙肝、梅毒、HIV；细胞因子：CRP及IL-6。

（2）条件允许时可考虑完善以下实验室检查：病毒

学检测：EBV、CMV、人类疱疹病毒；细胞因子检测：IL-1、IL-2、IL-15、TNF-α、IFN-γ、IFN-α、铁蛋白等；血气分析。

3.影像学检查

（1）建议完善以下实验室检查：超声心动图；全身浅表淋巴结超声；胸部（增强）CT；腹部增强CT或增强核磁检查；PET-CT；头颅增强核磁检查。

（2）建议完善以下检查：心电图；肺功能检查；肿瘤病理活检及免疫组化检测；骨髓穿刺检查（细胞形态学、流式，骨髓病理学、染色体核型分析）；脑脊液检查（中枢受累患者）；胃肠镜检查（消化道受累患者）。

（3）CAR-T细胞治疗整体风险评估：综合患者病史及检查结果，对拟行CAR-T细胞治疗的患者进行整体风险评估，主要目的是对后续治疗中可能发生的严重毒副反应进行危险度分层，筛选出"高危患者"。如存在以下"高危因素"之一即可评价为"高危患者"：①ECOG评分大于等于3；②年龄大于等于70岁；③肿瘤负荷大：A多发病灶，所有大于等于1.5 cm的可测量病灶最大径之和大于等于100 cm；B巨块病灶，单个病灶直径大于等于7 cm；④特殊部位病灶：A病灶位于咽部、气管旁且存在压迫症状；B病灶临近胃肠、胆道等重要空腔脏器，存在压迫或侵犯周边脏器风险；C浆膜腔受累或存在中-大量浆膜腔积液；⑤慢性乙型肝炎病毒感染：HBsAg（+）、HBV-DNA（+）且未行抗病毒治疗；⑥重要脏器受累（如肺、胰腺、骨髓等）；⑦存在肿瘤相关性发热。

（二）细胞因子释放综合征

细胞因子释放综合征（cytokine release syndrome，CRS）是指因细胞因子大量释放引起的以发热、皮疹、头痛、呼吸急促、心动过速、低血压、缺氧为表现的临床综合征。CRS是CAR-T细胞治疗相关毒副反应中最为重要、最为核心的一种，细化CRS分期、分型，有利于临床医师对CRS进行更为有效的管控。现有数据显示CRS在接受CAR-T细胞治疗的淋巴瘤患者中发生率为30%~95%，其中严重CRS（大于等于G3）发生率为5%~30%。

1.CRS分期与分型

（1）CRS的分期：根据出现的时间，CRS可分为急性CRS、迟发型急性CRS和慢性CRS 3类，其中急性CRS是指发生在CAR-T细胞回输后3周以内的CRS。

急性CRS又可细分为CAR-T细胞局部扩增期、CAR-T细胞溢出期和CAR-T细胞再分布期；迟发型急性CRS是指发生在CAR-T细胞回输后3~6周的CRS；慢性CRS指发生在CAR-T细胞回输后6周以后的CRS。

（2）CRS的分型：根据发生部位和影响范围CRS可分为：局部CRS和系统性CRS。局部CRS是指CRS引发的炎症反应仅影响病灶局部及周边组织，可表现为病灶增大，局部"红肿热痛"、病灶周围可伴有浆膜腔积液，甚至出血、穿孔等；系统性CRS的概念与局部CRS相对，指CRS引起的炎症反应影响全身多组织脏器。

2.CRS的分级标准

表1　CAR-T细胞治疗相关CRS分级标准

症状体征	1级	2级	3级	4级
发热	体温≥38℃	体温≥38℃	体温≥38℃	体温≥38℃
	同时合并			
低血压	无	有，不需要升压药物治疗	存在，一种升压药物可以维持血压	存在，需要多种升压药物维持血压
	合并/或			

免疫治疗

第二章　CAR-T细胞治疗技术

症状体征	1级	2级	3级	4级
低氧血症	无	有，需要低氧流量鼻导管吸氧治疗*	有，需要高氧流量的鼻导管*，或面罩吸氧，或非回吸面罩，或文丘里面罩#吸氧治疗	有，正压通气辅助呼吸（无创机械通气，或气管插管机械通气）
	合并/或			
病灶及周围组织器官炎症表现	无	病灶增大，且无压迫症状，不影响瘤周器官功能	病灶增大，且存在压迫或瘤周组织出现浆膜腔积液等，瘤周器官功能可代偿。	病灶增大，伴压迫症状或瘤周组织水肿、出血，穿孔，或大量浆膜腔积液等。瘤周器官功能失代偿。

*低氧流量定义为氧流量小于等于6 L/min；高氧流量定义为氧流量大于6 L/min
#文丘里面罩：是根据文丘里原理制成，即氧气经狭窄的孔道进入面罩时在喷射气流的周围产生负压，携带一定量的空气从开放的边缘流入面罩，面罩边缝的大小改变空气与氧的比率。

3.CRS的处理

急性CRS阶段是CAR-T细胞回输后严重免疫相关损伤发生率最高的时间段，也是处置的关键时期。根据CAR-T细胞回输后增殖、分布的变化，可进一步将急性

CRS分为4期即：局部扩增期（回输后1-5 d）；细胞溢出期（回输后5-10 d）；再分布期（回输后10-15 d）；恢复期（回输后15-21 d）。

（1）急性CRS期间一般处理

a.密切关注患者生命体征、皮肤黏膜、胸部、腹部、神经系统等全身重要脏器相关新发症状体征；

b.密切关注病灶大小、质地、局部温度、是否伴随压痛；如肿瘤累及重要脏器，应关注受累脏器体征变化；

c.给予心电监护，监测心率、呼吸、血压、血氧饱和度等指标直至CRS降至1级；"高危患者"的心电监护推荐从细胞回输开始，直至回输后3周或高危因素解除；

d.3-4级CRS患者考虑转入重症监护病房治疗。

（2）急性CRS期间的实验室检查和特殊检查

a.建议持续动态监测以下实验室检查指标：血常规；血生化；凝血功能检测；动脉血气分析；降钙素原、CRP、IL-6、CAR基因定量检测、

b.条件允许时可考虑持续动态检测以下实验室检查指标：血清内毒素、G/GM-试验、IL-1、IL-2、IL-15、TNF-α、IFN-α、IFN-γ、CAR-T细胞流式检测。

c.实验室检查监测频次：常规患者回输后前2周每3 d 1次，两周以后每7 d 1次；3个月后每3个月1次；高危患者根据临床病情变化随时监测；

d.特殊检查：急性CRS期间特殊检查主要目的为评价肿瘤病灶改变及受累脏器的功能，基于上述目的，检测项目及频次可由临床医生决定。

（3）急性CRS的临床处置策略

急性CRS的临床处置主要根据CRS的严重程度（分级）采取不同强度的监护模式和治疗策略（表2），其中托珠单抗单次治疗最大剂量为800 mg，可在6 h后重复给药。给予充分临床处置后如24 h内CRS分级无改善或加重，应升级至下一级处置；高危病例12 h内CRS分级无改善或加重，即可考虑升级至下一级处置；高危病例如无β受体阻滞剂治疗禁忌，推荐CAR-T细胞回输后即给予β受体阻滞剂（酒石酸美托洛尔片12.5~25 mg，PO，bid）。

表2　CAR-T细胞治疗相关CRS的常规分级处置策略

CRS分级	监护水平	细胞因子拮抗剂	糖皮质激素	血浆置换
1级	生命体征监测≥3次/日	对症支持处理（退热、补液、平衡内环境等）；可考虑预防性使用IL-6受体拮抗剂（如托珠单抗8 mg/kg静滴）（推荐应用）	不推荐	不推荐
2级	心电监护仪持续生命体征监测	对症处理（退热、补液、平衡内环境、维持血压等）；选择使用1种细胞因子拮抗剂，推荐可选择的抗体种类包括： ●IL-6受体拮抗剂（如托珠单抗8 mg/kg静滴） ●TNF-α抗体（如注射用英夫利西单抗3~5 mg/kg静滴 即刻） ● TNF-α受体样抗体（如注射用依那西普25~50 mg皮下注射 即刻）	1种细胞因子拮抗剂治疗后症状无改善或加重，推荐： ●地塞米松 10 mg静滴 q6h；	不推荐
3级	心电监护仪持续生命体征监测；考虑进入重症监护病房（ICU）监护治疗	对症处理（退热、补液、平衡内环境等）；2~3种细胞因子拮抗剂联合治疗，推荐可选择的拮抗剂种类包括： ●IL-6受体拮抗剂（如托珠单抗8 mg/kg静滴） ●TNF-α抗体（如注射用英夫利西单抗3－5 mg/kg静滴 即刻） ●TNF-α受体样抗体（如注射用依那西普25~50 mg皮下注射 即刻）	2~3种细胞因子拮抗剂治疗症状无改善或加重，推荐： ●地塞米松 10~20 mg 静滴 q6h；	如细胞因子联合治疗无效，或激素治疗禁忌，输血科专科评价后实施血浆置换治疗

CRS 分级	监护水平	细胞因子拮抗剂	糖皮质激素	血浆置换
4级	心电监护仪持续生命体征监测;推荐入重症监护病房(ICU)监护治疗	对症处理(退热、补液、平衡内环境等); 3种细胞因子拮抗剂联合治疗,推荐可选择的抗体种类包括: ●IL-6受体拮抗剂(如托珠单抗8 mg/kg 静滴) ●TNF-α抗体(如注射用英夫利西单抗 3~5 mg/kg 静滴 即刻) ●TNF-α受体样抗体(如注射用依那西普 25~50 mg 皮下注射 即刻)	推荐: ●地塞米松 20 mg 静滴 q6h; ●或甲泼尼龙琥珀酸钠 静滴 1 g/d	输血科专科评价后实施血浆置换治疗

（4）急性CRS的对症支持治疗

急性CRS期间需要重点关注的对症支持治疗主要包括发热、低血压、低氧血症、电解质紊乱4种。

a.发热：主要推荐物理降温配合非甾体药物退热治疗。

b.低血压（收缩压小于 90 mmHg）：快速补充500~1000 mL 的 0.9% 生理盐水；若血压不恢复，给予胶体补液，如羟乙基淀粉注射液 500 mL 静滴，或白蛋白注射液（0.25~0.4 g/kg）静滴；若血压仍不恢复，可给予1种血管活性药物；如无改善则可联用多种血管活性药物。血管活性药物包括：多巴胺（剂量范围2~20 μg/min/kg）；去甲肾上腺素（起始剂量：2 μg/min）；肾上腺素（起始剂量：2 μg/min）

c.低氧血症：低流量鼻导管吸氧（氧流量小于等于6 L/min）；如低氧血症未纠正，予以高氧流量（氧流量大于6 L/min）鼻导管或面罩吸氧，如低氧血症仍未纠正，呼吸科会诊评估是否予机械辅助通气。

（5）受累器官局部CRS的处置

a.肺实质受累：如发生2-3级以上局部CRS，建议使用IL-6受体拮抗剂（如托珠单抗8 mg/kg 静滴）；3级以上局部CRS的处理见表2。

b.腹腔内巨块型病灶：建议治疗全程按骨髓移植模式进行感控管理（保护性隔离、食物消毒），予调节肠道菌群治疗；细胞回输d3、d5给予预防性TNF-α抗体治疗；2-3级局部CRS时，优先选择以阻断TNF-α通路抗体为主的综合治疗。

c.浆膜腔受累致中-大量积液：CAR-T细胞回输前穿刺引流浆膜腔积液并留置浆膜腔引流管直至CRS纠正；CAR-T细胞回输前3~5 d，浆膜腔局部注射托珠单抗80 mg；

d.心脏受累：心内科专科评估可能的不良事件；建议采用非CAR-T细胞治疗首先清除心脏病灶后，再考虑CAR-T细胞治疗；

e.皮肤、肌肉、结缔组织受累：CAR-T细胞治疗前，减少或清除皮肤、软组织病灶；加强皮肤局部感染预防；CAR-T细胞回输后早期进行经验性抗感染治疗；

f.中枢神经系统受累：神经内科专科评估；对疗效不明确，高风险病例，慎重选择CAR-T细胞治疗；

g.颈部病灶压迫致吞咽障碍：禁食、留置胃管鼻饲，避免误吸；桥接治疗或强化预处理，尽可能于回输前解除压迫症状；

h.颈部病灶压迫致呼吸困难：禁食、留置胃管鼻饲，避免误吸；桥接治疗或强化预处理，尽可能回输前解除压迫症状；制定急诊气管插管预案、常规床旁配备气管切开包。

4.迟发型急性CRS

（1）迟发型急性CRS的临床表现

迟发型急性CRS，临床表现以系统性CRS为主，是急性CRS的延迟和滞后，发生在CAR-T细胞回输后的3~6周。迟发型急性CRS的临床表现：发热；外周血三系下降，多以血小板降低为主；部分患者伴有转氨酶异常升高；出凝血指标异常；外周血检测CART细胞拷贝数升高；多数患者未达完全缓解，仍有肿瘤残留。迟发型急性CRS应该与预处理所致的血液学毒性、消化系统不良事件以及感染相鉴别。

（2）迟发型急性CRS的处置参照急性CRS处置。

5.慢性CRS的临床管理

（1）慢性CRS是指回输CAR-T细胞后大于等于6周后出现的炎性相关或CAR-T细胞回输相关的不良事件。临床表现有：多表现为缓慢起病或持续性存在；间断低热（38℃以下）；乏力，纳差；外周血三系下降，多以血小板降低为主；外周血中明确存在CAR拷贝数增加或CAR-T细胞流式计数比例再次升高；肿瘤残留，少数患者胸部CT显示肺部间质性炎症样特征，或者支气管扩张样特征。慢性CRS应该与CAR-T细胞后感染以及血液学毒性相鉴别。

（2）慢性CRS的处置：对症支持治疗，TNF-α/TNF-αR抑制剂，如依那西普（25~50 mg），或英夫利西单抗3~5 mg/kg，利于改善肺部症状；监测血常规，必要时给予成分血输注支持治疗。

（三）免疫效应细胞相关神经毒性综合征

ICANS（immune effector cell-associated neurotoxicity syndrome，ICANS）是指CAR-T细胞回输后因T细胞或内源性免疫效应细胞激活导致的一系列中枢神经系统的病理过程和脑功能障碍。ICANS的病理机制至今不明，目前认为细胞因子过度释放、高肿瘤负荷、血脑屏障功能异常、CAR-T细胞的结构以及脑血管组织CD19表达等可能是ICANS发生的危险因素。接受CAR-T细胞治疗的淋巴瘤患者ICANS发生率为20%~60%，多数发生在回输后的8周内，中位持续时间为4~6 d，主要临床表现包括头痛、谵妄、认知障碍、肌震颤、共济失调、语言障碍、神经麻痹、感觉障碍、嗜睡、癫痫发作等，如处理不及时可能引发继发脑水肿，死亡率较高。

1.ICANS的鉴别诊断

多数接受CAR-T细胞治疗的复发难治淋巴瘤患者可能存在血小板减少及凝血功能异常，故ICANS须与凝血功能不良引发脑出血相鉴别。此外，CAR-T细胞回输后引发凝血功能异常同样存在血栓风险，故ICANS也应与脑梗死鉴别。临床中可通过既往病史、头颅核磁共振检查进行鉴别。

基础疾病引发的癫痫发作与ICANS引发的癫痫发作临床表现类似，需进行鉴别。鉴别要点：癫痫患者既往多有脑血管病史及癫痫发作史。ICANS引发的癫痫治疗应以ICANS治疗为主，兼顾癫痫的处理，控制癫痫大发作，可给予激素治疗。

2.ICANS的分级与临床处置

ICANS的分级：建议使用基于CARTOX-10神经系统评分体系结合临床表现对ICANS的严重程度进行分级（表3），并根据分级进行相应的临床处置（表4）。

表3 ICANS的分级标准

症状及体征	1级	2级	3级	4级
CARTOX-10神经系统评分	7-9	3-6	0-2	病情危重，或无法配合评分测试
脑脊液压力	NA	NA	视乳头水肿1-2期，或脑脊液压力<20 mmHg	视乳头水肿1-2期，或脑脊液压力≥20 mmHg，或存在脑水肿表现
癫痫及无力	NA	NA	局灶性癫痫发作，或存在EEG上可见的无抽搐性癫痫且对苯二氮平类药物治疗有效	广泛性癫痫，或存在抽搐性或非抽出性癫痫躁狂状态，或出现新发的肢体无力表现

表4　ICANS的分级临床处置

<table>
<tr><th colspan="2">ICANS临床处置推荐</th></tr>
<tr>
<td rowspan="1">1级</td>
<td>
●支持治疗;预防误吸;静脉输液水化
●禁食,暂停口服药物及液体,评估吞咽状况
●如果吞咽障碍,将所有口服药物和/或营养转换为静脉注射
●避免服用导致中枢神经系统抑郁的药物
●针对有烦躁症状患者,可在密切监护下使用低剂量劳拉西泮(每8 h静脉注射0.25~0.5 mg)或氟哌啶醇(每6 h静脉注射0.5 mg)
●完善神经科会诊
●眼底镜检查:评估乳头状水肿
●增强或平扫头颅核磁共振成像检查;诊断性脑脊液穿刺,脑脊液测压;核磁共振成像;如存在局灶性周围神经功能障碍可行脊髓核磁共振检查;如头颅MRI检查受限,以脑部CT检查替代;
●条件允许,建议每天30 min脑电图(EEG)检查,直至症状消失;如EEG未检测到癫痫发作,则口服左乙拉西坦750 mg,每12 h 1次
●如果脑电图提示非惊厥性癫痫持续状态,须专科会诊治疗或按[86]推荐处理
●如同时合并CRS,可考虑使用托珠单抗8 mg/kg静脉输注或司妥昔单抗11 mg/kg静脉注射
</td>
</tr>
<tr>
<td>2级</td>
<td>
●继续1级ICANS所述的支持治疗和神经系统评估
●如同时合并CRS,强化CRS处理(见前)
●如抗-IL-6治疗无效,或未并发CRS,推荐地塞米松10 mg每6 h静脉注射,或甲基强的松龙1 mg/kg每12 h静脉注射
●同时合并>2级CRS,考虑将患者转移到重症监护病房(ICU)
</td>
</tr>
</table>

免疫治疗

第二章　CAR-T细胞治疗技术

101

	ICANS临床处置推荐
3级	●继续1级ICANS所述的支持治疗和神经系统评估 ●建议转重症监护病房（ICU） ●如未给予抗–IL-6治疗，并发CRS，推荐抗–IL-6治疗（方法与2级处置一致） ●抗IL-6治疗无效，应考虑糖皮质激素治疗。ICANS未合并CRS，推荐使用皮质类固醇直到ICANS达到1级后逐渐减量 ●脑脊液压力<20 mmHg同时乳头状水肿为1或2期，应根据86推荐给予处理 ●如果患者持续分级≥3 ICANS，考虑每隔2~3 d重复一次神经影像学检查（CT或MRI）
4级	●继续1级ICANS所述的支持治疗和神经系统评估； ●ICU监护；考虑机械通气以保护气道； ●抗–IL-6治疗和重复神经系统影像学检查，与3级ICANS处置相同； ●高剂量皮质类固醇治疗直至症状改善至1级ICANS，然后减量，比如：甲基强的松龙静脉滴注1 g/d，连续3 d，然后快速减量如250 mg每12 h持续2 d，125 mg每12 h 2 d，每12 h 60 mg，持续2d； ●如出现惊厥性癫痫持续状态，推荐神经内科专科处理或按照86推荐处置； ●如存在≥3期乳头状水肿合并脑脊液压力≥20 mmHg或脑水肿，应神经内科专科处理或按86推荐处置

所有药物均为成人剂量推荐。托珠单抗最大累计使用剂量为800 mg。

（四）噬血细胞性淋巴组织细胞增生症/巨噬细胞活化综合征

HLH/MAS（hemophagocytic lymphohistiocytosis/macrophage activation syndrome，HLH/MAS）是一种包括了多种严重免疫功能异常的临床症候群，核心病理改变为巨噬细胞和淋巴细胞极度活化及炎性细胞因子大量释放，活化的淋巴细胞浸润组织并介导失控的免疫损伤，最终引发多器官功能障碍。多见于CRS恢复期或伴发于CRS过程中。

1.HLH/MAS的临床表现及鉴别

HLH/MAS通常继发于严重的CRS，故其首先具备系统性CRS的临床表现。此外，HLH/MAS还存在以下特征性的临床表现：肝脾肿大；骨髓涂片可见噬血细胞及噬血现象伴外周血三系或两系减少；甘油三酯及血清铁蛋白异常增高；多种炎性细胞因子异常增高；sCD25升高等。HLH/MAS可引发患者长期处于重度粒细胞缺乏状态，极易引发继发感染导致死亡。HLH/MAS早期临床表现不易与CRS鉴别，易被忽视，但如出现以下现象则需高度警惕HLH-MAS：外周血中CAR-T细胞持续高水平存在超过2周，或下降后再次升高并伴有再次出现的发热；血象三系下降、伴或不伴肝脾肿大；铁蛋白持续升高。

2.HLH/MAS的处置建议

HLH/MAS临床处理目前尚缺乏公认规范有效的方法。基于现有临床证据，对于CAR-T细胞治疗后出现HLH/MAS的患者，建议可考虑以下处置方案：

（1）CAR-T细胞回输后续密切监测患者生命体征及血常规变化；

（2）动态监测血清铁蛋白、甘油三酯；

（3）CAR-T细胞回输后出现难以解释的发热和血细胞减少时，须高度警惕HLH/MAS；

（4）HLH/MAS一旦确诊，建议应用小剂量依托泊苷（50~100 mg/周）治疗；

（5）可考虑使用JAK-2抑制剂（如芦可替尼治疗5 mg，PO，qd-bid），CTLA-4激动性药物（如阿巴西普），CD52抗体（如阿仑单抗）等靶向治疗抑制免疫损伤；

（6）如无禁忌，应尽早进行血浆置换；

（7）尝试使用如γ-干扰素抗体等药物控制炎症。

（五）CAR-T细胞治疗相关其他毒副反应

1.骨髓抑制

在CAR-T细胞治疗后3个月内，易出现骨髓抑制症状，大于3个月的长期骨髓抑制的机制尚不清楚，可能是多因素所致。其中3级及以上骨髓抑制的发生率约为：中性粒细胞减少（大于等于70%），贫血（大于等于50%），血小板减少（大于等于30%）。临床症状可表现为：疲劳、呼吸短促、注意力不集中、头晕、手脚冰凉、频繁感染、发烧和出血。

2.感染

CAR-T细胞治疗后感染是最常见的不良反应之一，多数感染发生在CAR-T细胞治疗后1个月内，发生率可高达40%，且主要为细菌感染。CAR-T细胞输注后期因为B细胞缺乏以及CRS及ICANS治疗期间糖皮质激素的使用，同样会出现感染。预防和控制感染也因此成为贯穿CAR-T治疗全程的重要措施之一。

治疗期间的感染防控：合并发生粒细胞缺乏症时（中性粒细胞绝对数小于500 cells/mm^3），建议给予粒细胞集落刺激因子5 μg/（kg·d）升白，同时予左氧氟沙星750 mg/d，氟康唑400 mg/d预防感染；单纯疱疹/带状疱疹病毒学血清学检测阳性者，建议持续服用抗病毒药物（如阿昔洛韦800 mg，2/d），直到CAR-T细胞回输后3个月；复方新诺明800 mg，2/d（每周2次），从粒缺恢复至CAR-T细胞回输后3个月。腹腔大负荷病灶预防性处理措施：盐酸小檗碱0.9 g口服3/日；地衣芽孢杆菌胶囊0.25 g口服3/日；生理盐水/甘油灌肠剂250 mL或甘油灌肠剂110 mL灌肠1/晚；苯扎氯铵250 mL坐浴1/晚。

3.B细胞缺乏症/低丙种球蛋白血症

接受CAR-T细胞治疗的患者均会具有不同程度的B细胞缺乏及体液免疫功能不全表现，为避免由此导致的感染风险，预防性静脉注射人免疫球蛋白已成为CAR-T细胞治疗后患者的常规辅助治疗手段。其使用原则如下：

（1）B细胞缺乏症/低丙种球蛋白血症的定义/范围：B细胞绝对值小于61 cells/μL；IgG小于等于400 Mg/dL。

（2）处理策略：

a.一般患者：于CAR-T细胞回输后予以人免疫球蛋白（5 g×3 d静滴1次/月），直至B细胞恢复至正常范围或CAR-T细胞输注满6个月。

b.高危人群：高危人群是指IgG小于等于400 Mg/dL；严重感染、持续感染或反复感染者。对于高危人群需予以人免疫球蛋白（5 g×3 d静滴1次/月），直至高危因素解除。同时需定期监测血清IgG，IgM，IgA及外周血中CD19⁺或CD20⁺ B细胞数量等。

4.肿瘤溶解综合征（tumor lysis syndrome，TLS）

TLS是一种由于肿瘤细胞大量破坏，细胞内容物及代谢产物释放入血而引起的代谢综合征，通常表现为高血钾、酸血症、高尿酸血症、高磷血症、低钙血症及肾功能衰竭。

（1）诊断标准：血清钾大于6 mmol/L；血清钙降低25%；血肌酐大于221 μmol/L；尿酸、尿素氮升高25%；可能伴有心律失常。

（2）预防和治疗：

a.预防：针对大负荷肿瘤（病灶SPD大于等于100 cm²或病灶最大径大于等于7 cm）或肿瘤增殖活性高（Ki67大于等于85%）的患者，建议预处理前24 h开始水化及碱化治疗，为预防高尿酸血症，需口服别嘌醇片，保持尿液pH值7.0~7.5，建议保证尿量大于3000 mL/d，必要时使用利尿剂。

b.治疗：对于确诊TLS者，应予以积极支持治疗、持续水化和心电监护，同时需监测血电解质、肌酐和尿酸，并予以相应处理。

5.过敏反应

CAR-T细胞输注相关性过敏反应发生率较低，经常需要同其他不良反应的伴随症状鉴别。皮疹为过敏反应常见症状，多发生于细胞输注后2周内，压之褪色，3~5 d后可自行消退。其鉴别诊断需结合多项指标综合评判。高敏体质患者为过敏反应的高危人群。

（1）致敏因素：CAR-T细胞体外培养试剂；CAR-T细胞制备前病毒载体纯度及工艺；回输前患者体内炎性背景未清除导致的T细胞激活。

（2）处理原则：CAR-T治疗入组时排除高敏体质患者；对CAR-T细胞制备流程、工艺及试剂进行严格把关；CAR-T回输前予以充分、彻底的抗感染治疗以消除体内炎性背景；回输前预防性使用抗过敏药物，如苯海拉明、异丙嗪等。

6.CAR-T治疗相关性凝血功能障碍（chimeric antigen receptor T cell therapy-associated coagulopathy，CAR-AC）

在CAR-T细胞输注后的4周内会有超过一半的患者出现血小板减少或凝血指标的异常，其中14%~50%的患者进一步发展为弥散性血管内凝血（DIC）。随着弥散性血管内凝血所导致的体内血小板和凝血因子的消耗，患者的出血风险也会增加。CAR-T治疗相关的凝血功能障碍与细胞因子的释放有关，以出血和/或血栓形成特征，并伴有血小板（PLT）水平下降和凝血功能障碍。

（1）诊断原则：CAR-T治疗相关的凝血功能障碍与CRS密切相关，因此，在基于实验室检查指标[血小板计数、凝血酶原时间（PT）、部分凝血活酶时间（PTT）和D-二聚体]的前提下，诊断还应考虑治疗前后IL-6和其他细胞因子水平的水平变化。

（2）临床处置：监测血小板计数、凝血酶原时间（PT）、部分凝血活酶时间（PTT）和D-二聚体。可采用ISTH评分系统确定是否存在DIC，具体处置原则可参考ASCO指南。

7.二次肿瘤

二次肿瘤是指同一患者同时或先后发生2个或2个以上的各自独立的原发肿瘤。恶性血液系统肿瘤患者出现二次肿瘤可分为两种，一种是二次肿瘤与原发肿瘤非同一来源；另一种是原发肿瘤在治疗中发生谱系转化，新出现的肿瘤与原发肿瘤来源于同一克隆。据文献报道，CAR-T细胞治疗一年后，罹患二次肿瘤发生率约为

15%，其中MDS发生率约为5%。建议CAR-T细胞治疗后规律定期复查PET-CT及血常规、乳酸脱氢酶、肿瘤标志物等以及早发现第二肿瘤的发生，及时干预以延长患者生存。

第三章

TCR-T细胞治疗技术

一、TCR-T细胞的制备流程和质控

（一）制备用物料

TCR-T细胞生产用材料指用于制备该细胞的物质或材料，常包括单采血细胞、基因修饰用载体物质、培养基、细胞因子、抗体偶联磁珠、各种添加成分、冻存液、辅料、耗材和包装材料等。物料质控要点包括：

1.质量管理体系

应建立良好、规范的生产用材料的质量管理体系，包括使用风险评估、供应商审计和入厂检验等工作程序。

2.物料检验

应通过检验特性、纯度、细菌内毒素、无菌性、外源因子和生物活性，来证明其质量。

3.培养基

应当尽可能避免在T细胞培养过程中使用人源或动物源性血清，不得使用同种异体人血清或血浆。如必须使用动物血清，应当确保其无特定动物源性病毒污染。若培养基中含有人的血液成分，如白蛋白、转铁蛋白和各种细胞因子等，应明确其来源、批号、质量检定合格报告，并尽量采用国家已批准的可临床应用的产品。

4.辅料

应符合药品辅料相关的要求，宜优选经批准可用于人体的辅料，否则需要开展全面的研究与评估。

5.包装材料

采用的包装材料应通过包材相容性研究确定其使用的安全性和适用性。

（二）外源TCR导入T细胞的载体制备

外源TCR导入方法常可分为病毒载体和非病毒递送系统（如转座子系统、CRISPR/Cas9基因编辑技术），但病毒载体仍是目前自体细胞治疗技术导入外源基因的主流选择，其中慢病毒载体应用最为广泛。慢病毒是一类改造自人免疫缺陷病毒（human immunodeficiency virus，HIV）的病毒载体，可利用逆转录酶将外源基因整合到基因组中实现稳定表达，同时进行相应病毒基因组改造避免在生产和临床应用过程中产生复制型病毒。慢病毒载体制备，分为质粒制备和慢病毒包装纯化两个阶段。

1.能识别肿瘤抗原TCR基因的获得

常从目标肿瘤抗原特异性T细胞克隆或单个T细胞中克隆特异性TCR的alpha链和beta链序列。进一步将TCR alpha链和beta链编码序列使用2A肽序列（"自我剪切"肽)串联后克隆至慢病毒载体。为避免与内源性TCR发生错配，递送至T细胞中的TCR基因必须在恒定区序列中引入Cys突变以形成额外的二硫键（Cys突变型TCR）或将恒定区置换为鼠源TCR恒定区（人鼠嵌合型TCR）。

2.TCR基因的质控要点

（1）亲和力及控瘤活性：并通过细胞学水平实验和动物实验，评价其控瘤细胞的能力是否满足TCR-T细胞开发的要求。如所获TCR亲和力低则需亲和力优化，增强其对目标抗原亲和力和控瘤活性。

（2）抗原特异性：需确保用于开发的TCR序列有高度抗原特异性，不具对人体正常组织抗原脱靶反应活性，以避免临床应用产生严重不良反应。

3.质粒的制备

目前慢病毒包装主要使用第三代四质粒系统，使用携带外源TCR基因的主质粒和表达病毒载体结构蛋白（gag/pol）、非结构蛋白（rev）和包膜蛋白VSV-G辅质粒。质粒制备环节需大量制备携带TCR基因质粒和慢病毒包装所需质粒，大规模制备过程常包括大肠杆菌发酵、菌体收获、碱裂解、澄清、浓缩、柱层析、浓缩换液和除菌过滤等步骤，最终获得纯化质粒。

4.质粒的质控要点

（1）一般性要求：应在GMP条件下进行，需建立按药典相应要求进行管理和检测的菌种库。

（2）纯化质粒质控：应建立质控项目和标准，所需质控项目常包括鉴别检查（确认质粒结构及序列）、纯度检测（要求超螺旋纯度大于90%）、杂质控制（包括宿主菌蛋白残留、宿主菌DNA残留等），及无菌和内毒素检测。

5.慢病毒载体制备

分为上游病毒包装和下游病毒纯化两阶段。前者是将携带外源TCR基因的主质粒和包装辅质粒，用转染试剂共转染至293T或293FT等病毒包装细胞。根据包装细胞生长特性，病毒包装工艺可分为贴壁工艺和悬浮工艺，其中悬浮培养比贴壁培养，具易于工艺放大、病毒包装滴度高的优势。

后者为从病毒包装细胞分泌到包装细胞上清的慢病毒颗粒，需下游纯化操作以获更高滴度和纯度。病毒纯化过程一般包括上清澄清过滤、核酸酶消化、超滤浓缩、层析纯化、浓缩换液和除菌过滤。需注意的是，纯化过程需充分优化以防止病毒受到损伤而降低转导活性。同时病毒保护液也需充分配方优化，同时应开展稳定性研究保证病毒载体稳定性。

6.慢病毒的质控

（1）一般性要求：慢病毒载体的制备应在GMP条件下进行；需建立生产用细胞库系统，并按其相应要求管理和检测。

（2）原材料管理：细胞、培养基和血清及质粒等关键原材料，必须来自批准的供应商，并经严格测试程序。尽量避免使用动物源生产用原材料，尽量使用人源化材料，并需广泛检测以降低将病毒、支原体等外源因子引入生产过程风险。

（3）纯化慢病毒的质控：应按原料药要求管理，建立质控项目和标准。所需质控项目常包括：鉴别实验（RT-PCR法检测、序列测定）、病毒物理滴度（p24含量）、病毒转导滴度、纯度、宿主细胞DNA、宿主细胞蛋白、残余核酸酶、可复制型慢病毒（replication competent lentivirus，RCL）、细菌内毒素、无菌检查等。

（三）TCR-T细胞的生产制备和质控

1.单采血PBMC/T细胞分离与T细胞激活

可参照CAR-T细胞制备流程和质控要点部分。

2.携带TCR基因的慢病毒转导

将纯化携带TCR基因的慢病毒载体加入经抗体激活的T细胞后，慢病毒可侵染T细胞，并将病毒基因组（携带TCR基因）整合至细胞基因组中，使T细胞可持续表达外源TCR。为了外源TCR元件在最终细胞有足够表达水平（常用TCR阳性率表征），病毒载体在转导T细胞时需以合适感染复数（MOI）转导，也可通过增加离心环节、重复转导或添加转导增强剂等手段提高转导阳性率。

3.T细胞扩增

将慢病毒转导后的TCR-T细胞投入容量合适培养容器进一步培养，常可实现数十倍至数百倍数量扩增。由于TCR-T细胞聚焦的实体瘤治疗需要更多回输细胞数，以充分实现TCR-T细胞的肿瘤浸润和有效杀伤，常需扩增培养至$10^9 \sim 10^{10}$个TCR-T细胞。

目前主流细胞制备流程均依赖密闭培养系统。细胞培养袋是成本最低密闭培养系统，但在细胞生产过程中需进行数次更大体积培养袋更换和更高频次培养基补充。此外，还有透气型培养瓶、摇摆式培养系统、中空纤维生物反应器。同时，有的制备流程还引入全自动封闭式细胞扩增系统，可实现从细胞分离、激活转导、扩增和收获一站式完成。

4.TCR-T细胞收获和制剂

TCR-T细胞扩增至目标数量后，需经过由手动操作或自动化流程浓缩洗涤以去除培养基、残余病毒载体、细胞碎片等工艺相关或制品相关杂质，然后添加辅料制备配方制剂，所选用制剂冻存液需支持TCR-T细胞在高冻存密度（$1×10^8$个活细胞/mL甚至更高）下维持较高细胞存活率。TCR-T细胞完成制剂后无菌灌装至超低温细胞冻存袋中，进一步通过程序降温仪器将细胞制品缓慢降温至-140℃后，转入气相液氮冻存系统保存。

5.TCR-T制备过程的质控要点

（1）环境要求可参考CAR-T细胞的制备流程和质量控制部分。

（2）过程控制：在TCR-T细胞生产过程中应行过程控制和过程检验。过程控制是对制备流程过程监控，包括制备流程参数监测和过程控制指标达成等。应明确过程控制中关键生产步骤、制订敏感参数限定范围，以避免工艺发生偏移。过程检验是对制备过程中细胞进行质控，在关键步骤或中间产品层面上对制品关键质量属性进行相应检验。并与细胞放行检验结合与互补，以达对整体制备流程和制品质控，保证生产过程可重复性和最终制品批间的一致性。

（四）TCR-T细胞放行检验

在TCR-T细胞放行前，必须提供足够检验，以确保细胞的鉴别、纯度、安全性和效力等符合要求。细胞制品的质量标准包括所采用的检测项目、检测方法及其可接受范围，质量标准制订应以临床前研究批次、临床研究批次和验证批次中检测获得的数据，以及其他相关数据（如稳定性研究、文献报道和经验等）确定。放行检验用方法应经研究与验证，对建立新方法应进行全面的验证，对药典中收录方法应行适用性验证。TCR-T细胞制品常包括以下检验项目：

1.细胞鉴别

鉴别实验用以确定制品是否正确，并将其与工厂制造的其他产品区分开来。应采用适用的、特异性强的检测方法，常用方法包括HLA分析或STR分析及特定TCR序列PCR分析等，另外流式细胞术行免疫表型分析也属细胞鉴别内容。

2.纯度和杂质

细胞表面TCR表达是TCR-T细胞是否具有功能活性的关键特征，TCR阳性T细胞比例是重要活性指标，常要求TCR-T阳性率不低于10%，还应检测最终制品生产过程中使用的残留蛋白质及培养和纯化过程中使用的试剂，例如细胞因子、生长因子、抗体和磁珠等；还应检测最终制品的细胞碎片和其他免疫表型的非目的细胞。对一般工艺相关杂质，如经充分验证证明制备流程可对其有效、稳定地清除，可结合制备流程进行控制。

3.效力实验

效力实验用来检测TCR-T细胞制品是否具有目标瘤细胞的免疫活性和杀伤活性，与制品疗效密切相关。TCR-T细胞效力实验以抗原特异性T细胞功能测定进行，一般包括采用体外细胞毒实验方法检测TCR-T细胞对带有靶抗原瘤细胞的杀伤能力，及在与靶抗原瘤细胞共培养时检测TCR-T细胞受特异性刺激产生IFN-γ分泌的能力。

4.细胞活率和细胞数

细胞活率和细胞数与制品剂量和疗效相关。细胞活率放行标准常要求90%以上。根据细胞活率和细胞数及

TCR阳性T细胞比例可计算终产品的功能细胞数。

5.可复制型病毒

虽然慢病毒载体被设计为复制缺陷型，但在细胞制品生产期间或输入患者体内后仍有可能发生重组，导致产生新型可复制型慢病毒。应在相应病毒载体、细胞制品和输注后患者中用合适的生物学和/或分子检测方法监测RCR/L。对TCR-T等体外转导细胞制品批放行检测，由于需及时快速放行，常用qPCR法替代基于培养的方法。

6.载体拷贝数（vector copy number，VCN）

由于慢病毒基因组在TCR-T细胞中的整合具潜在致瘤性，为确保采用整合性病毒载体用于细胞治疗安全性，应确定每个TCR-T阳性细胞平均慢病毒基因拷贝数（VCN），法规要求最终细胞中整合病毒载体平均拷贝数不得超过5拷贝/阳性细胞。

7.无菌、支原体和内毒素检查

依据《中国药典》（2020年版）无菌、支原体和细菌内毒素检查法对TCR细胞进行放行检查。建议在高风险生产阶段对产品行支原体检查，例如在用于收获培养物富集后细胞洗涤前这个阶段。同时，由于TCR-T细胞常需在生产后短时间内及时输注给病人,《中国药典》(2020年版)无菌和支原体检查方法不能满足时限需求,因此需用快速替代方法行无菌和支原体放行检测,在快速方法得到充分验证前需两种方法平行进行。产品放行可仅根据快速检测结果决定,但需同时跟踪药典方法检测情况和监测病人情况。

8.理化性质

根据药典中对注射液一般质量要求,常还需检测pH值、外观、摩尔渗透压、明显可见异物等指标。

二、TCR-T细胞在实体瘤中的应用

TCR基因修饰的T细胞治疗在实体瘤中显示独特优势,具肿瘤趋化性和靶向性,1995年,Michael Nishimura首次鉴定出识别MART-1抗原的TCR,Steven Rosenberg于2006年首次在使用靶向MART-1抗原的TCR-T细胞治疗转移性黑色素瘤患者见到肿瘤消退,证明TCR-T细胞治疗的临床可行性,开启了TCR-T细胞的研究与应用新时代。目前尚无相关产品获批上市。现有全球200多项关于TCR-T细胞临床试验主要针对实体瘤,最常见的有恶性黑色素瘤、肉瘤、消化道恶性肿瘤、肺癌等。

TCR-T细胞治疗流程主要包括病人选择、淋巴细胞

采集术获取患者外周血淋巴细胞、GMP车间制备TCR-T细胞及质控，达放行标准，确定能接受TCR-T细胞治疗后，患者常接受以"氟达拉滨"和"环磷酰胺"为联合方案或其他化疗药物的预处理，用药结束后48 h患者无回输TCR-T细胞禁忌即可进行细胞静脉输注，输注后进入严密观察期，直至病情平稳后进入院外观察随访。治疗中需密切关注患者回输TCR-T细胞后的不良反应，确保安全获益。

（一）病人和靶点的选择

1.患者治疗前评估

临床研究中常选择18岁以上成年人，最大年龄一般不超过80岁。然而，老年患者与年轻患者接受TCR-T细胞治疗的安全性和疗效尚无相关数据积累。一般选择明确诊断为恶性肿瘤且经二线方案治疗失败或不可耐受的患者。ECOG评分：考虑TCR-T细胞治疗潜在副作用，常选择ECOG评分为0~1分患者。

需排除的合并症主要包括传染病、活动性感染、有症状浆膜腔积液、神经系统侵犯、自身免疫性疾病和长期应用大量糖皮质激素控制合并病等。

2.靶点的选择

目前 TCR-T 细胞治疗靶点主要针对肿瘤癌睾抗原家族如 NY-ESO-1、MAGE-A3、MAGE-A4，还有肿瘤过表达抗原如 CEA 和肿瘤特异性抗原如 HPV 和 HBV 抗原等。这些靶点在不同癌种组织中具不同阳性率，可根据既往报道筛查阳性率较高和疗效较好的靶点，应用免疫组化检测近期肿瘤组织蜡块或重新活检肿瘤组织中靶抗原表达情况。针对靶抗原既往已鉴定出 HLA 限制性特异性 TCR 序列，可通过外周血流式细胞术或 PCR 技术明确患者 HLA 分型，由于 HLA-A*02：01 在人群中占比较高（30%），目前大部分已鉴定出的为 HLA-A*02：01 限制性 TCR 序列，而开发针对新抗原的 TCR-T 细胞也在进行中，选择 HLA 和靶点同时匹配的患者制备个体化 TCR-T 细胞。

（二）TCR-T 细胞临床治疗流程

1.淋巴细胞分离

患者完善相关检验，符合入组和排除标准后将行淋巴细胞分离术，但需要注意药物洗脱期，一般化疗药物结束 2 周，系统性激素停用不少于 3 d，且 3 d 内禁止使用粒细胞集落刺激因子，以减少药物对采集淋巴细胞数目和功能的影响。通常情况下，单采淋巴细胞总数为（2~5）×10^9，单采参数根据试验不同要求、患者白细胞和淋巴细胞绝对值计数适当调整：每个循环血量600 mL，每个循环采集细胞悬液6~8 mL，10~15个循环，总循环血量6000~9000 mL，共收集细胞悬液一般80~100 mL。

2.化疗预处理

常用预处理方案为连用3~4 d氟达拉滨注射液[25~40 mg/（m^2·d）]和连用2~3 d环磷酰胺注射液[300~500 mg/（m^2·d）]，剂量可据患者骨髓耐受程度及外周血血象进行适当调整。

3.TCR-T细胞输注

TCR-T细胞回输前需再次评估患者临床状态，体温、心率、血压、氧合情况、有无活动性感染和严重器官功能不全等。尤其不明原因发热是回输禁忌，合并发热患者回输后发生CRS和神经系统症状可能性增加。此外，回输前一般不使用糖皮质激素，以防影响T细胞增殖和功能，常会在TCR-T细胞输注前给予解热镇痛药和抗组胺类药物，以降低回输过程的输液反应。回输过程中严密监测患者生命体征，同时备托珠单抗注射液必要时处理相关副作用使用。IL-2作为体内刺激T细胞增殖关键细胞因子，在TCR-T细胞输注后24 h内可予应用，国外推荐剂量为50万~72万IU/kg，8小时/次，连续15次，但以患者具体耐受情况可调整用药剂量和频度；目前国内尚无同类型IL-2，因此国内推荐剂量200 IU/次（8小时/次，依据受试者自身耐受性，用药间隔可延长至24 h）。

（三）目前TCR-T细胞临床研究

1.黑色素瘤

以MART-1为靶点，治疗黑色素瘤ORR为30%（疗效持续时间大于3个月，NCT00509288），治疗转移性黑色素瘤50%患者为SD，但OS大于7年（NCT00910650）；以Gp100为靶点，治疗ORR率为18.8%（16例受试者1例CR，2例PR，NCT00509496）。以MAGE-A3为治疗靶点，2例患者因心脏毒性死亡（NCT01273181）。以NY-ESO-1为靶点，38位受试者5例为CR，17例为PR，ORR率达58%，无明显不良反应（NCT100670748）。

2.滑膜肉瘤

以NY-ESO-1为靶点，随访13~72周的ORR达35.7%（42例受试者1例CR，14例PR，24例SD，NCT01343043）；另一项以NY-ESO-1为靶点ORR率达

61%（NCT00670748）。MAGE-A4为靶点：33例受试者，ORR达39%，11例为PR，2例为CR，15例为SD（NCT04044768）。

3.肝细胞癌

HBV为靶点，8例受试者，1例为PR，3例为SD，2例为PD，中位生存期为33.1个月（NCT03899415）。

4.胃肠道肿瘤，胰腺癌

在NCT01174121研究中，以KRAS-G12D为靶点，纳入1例，肿瘤完全消退时间持续35个月；在NCT03935893中，1例完全消退，1例复发，均未见不良反应。转移性结直肠癌：以CEA为靶点，3例患者1例PR（NCT00923806）。

5.HPV相关肿瘤

在NCT02280811研究中，12例受试者，ORR为16.7%，4例为SD。在NCT02858310研究中，ORR为50%，SD为4/12。

6.急性白血病和MDS

以WT1为靶点，共8例，肿瘤消退率达50%，观察至58 d，无明显不良反应（NCT02550535）。另一项也以WT1为靶点，经TCR-T治疗后行HCT，RFS为100%，对照组只接受HCT，RFS为54%（NCT01640301）。

7.多发性骨髓瘤

在NCT01352286研究中，以NY-ESO-1为靶点，20例受试者，nCR或CR为14例，VGPR2例，PR为2例，SD1例，PD1例，访视时间大于2年。

8.多种类型实体瘤研究

在NCT02111850研究中，以MAGE-A3为靶点，纳入宫颈癌、肾癌、尿路上皮癌、黑色素瘤和乳腺癌患者共计17例，ORR为23.5%，访视时间为2~4年。在NCT03132922研究中，以MAGE-A4为靶点，纳入膀胱癌、黑色素瘤、头颈癌、卵巢癌、非小细胞肺癌、食管癌和胃癌患者共28例，ORR为25%，11例SD，访视时间长达15年，其中2例因继发再障贫血和CVA死亡。

（四）实验室指标评价

除影像学评估外，关于TCR-T细胞治疗后，实验室指标监测对不良事件预测和疗效评价具重要意义，如在滑膜肉瘤患者接受TCR-T细胞治疗中，TCR-T细胞数量和有效记忆亚群细胞比例在有反应患者中明显升高，细胞因子如IL-15、IFN-γ和IL-6在回输后第3 d和第4 d升高，与疗效呈正相关。在胰腺癌，除细胞数量外，

IFN-γ、CCL4、GM-CSF和TNF在治疗有效患者外周血中明显升高。在HPV相关肿瘤，患者接受TCR-T细胞治疗后，细胞因子IFN-γ、TNF-α、IL-2和VEGFA在有反应患者中明显升高。因此，患者接受TCR-T细胞治疗后，需严密监测细胞亚群、细胞因子等变化。

（五）TCR-T细胞治疗不良反应

不良事件是指TCR-T细胞治疗整个过程包括单采、预处理、回输等出现的不良事件。临床试验中，应对受试者生命体征、体检、临床表现、实验室检查等变化情况进行评估，任何已有病情或疾病加重都被视为不良事件。

既往研究见TCR-T细胞不良反应发生率较低，TCR-T细胞治疗的毒副反应较CAR-T更小。一项靶向HPV16 E6的TCR-T细胞治疗HPV相关上皮癌Ⅰ期临床研究发现，12例患者接受治疗，全部未见剂量限制毒性。有研究报道靶向NY-ESO-1 TCR-T细胞在黑色素瘤及滑膜肉瘤中的毒副作用主要由预处理引起一过性中性粒细胞减少及血小板减少。然而，目前抗原受体T细胞治疗对实体瘤治疗发展很大程度上仍因毒副作用受限。一项针对MAGE-A3抗原TCR-T细胞治疗出现了严重免疫相关神经毒性，轻者精神状态改变，重者死亡。目前，常见TCR-T细胞治疗不良事件包括血液毒性、皮肤毒性、胃肠道毒性等。

1.单采不良反应

单采并发症发生率为9.8%~15.0%，其中大多数轻微，如感觉异常（口周麻痹）、疼痛、恶心、呕吐和头痛等。单采单个核细胞悬液产物一般为80~100 mL，最常见不良反应为电解质紊乱，如低血钙、低血钾等，可予葡萄糖酸钙口服或缓慢静脉推注改善症状。单采过程中及产物中会损耗血小板和加重贫血，对血小板水平较低和贫血患者建议输注血小板或悬浮红细胞后进行淋巴细胞分离术；此外，采集过程中注意观察患者一般状态，一旦出现低血容量综合征，立即暂停分离，给予对症扩容处理后根据患者缓解情况决定是否继续采集。

2.预处理相关副作用

主要包括：骨髓抑制，主要表现为白细胞低下、血小板下降和贫血等，发生严重程度和持续时间与既往化疗强度、次数和骨髓储备能力相关；消化道反应及肝功异常，主要表现为转氨酶升高或恶心、呕吐、伴腹部不适、腹泻、便秘等。

（1）预防感染：建议在无菌层流设施中接受TCR-T细胞治疗；注意口腔、消化道、生殖道清洁；避免剧烈运动；若体表面积较大，环磷酰胺注射液剂量较高时注意水化、碱化、利尿和美司那注射液解救。

（2）临床处理：血红蛋白小于60 g/L应及时输注红细胞。对血红蛋白大于等于60 g/L而体能状况较弱、耐受性较差患者据情必要时及时输血。血小板计数小于$10×10^9$/L或有出血症状可输注辐照血小板。凝血功能异常时应及时输注凝血酶原复合物、新鲜冰冻血浆、纤维蛋白原或冷沉淀改善凝血功能。考虑髓系集落刺激因子可能与CRS发生有关，TCR-T细胞回输两周内或CRS症状缓解前慎用髓系集落刺激因子，避免应用粒细胞-巨噬细胞集落刺激因子。对因粒细胞缺乏伴发热患者应用经验性抗生素治疗，根据病原微生物及药敏结果调整抗生素方案。肝功异常，预防性或治疗性保肝药物使用可降低级别。

3.细胞因子释放综合征

TCR-T细胞治疗后可能出现CRS致发热、低血压、低氧血症、心动过速、肝功损害、肾功损害、心功损害、凝血功能障碍等一系列临床症状。分级与处理可参考CAR-T细胞治疗不良反应及处理相关内容。

4.免疫效应细胞相关神经毒性综合征（ICANS）

TCR-T细胞治疗过程中，可出现头痛、谵妄、精神状态改变等神经系统表现。TCR-T发生ICANS的分级与处理可参考CAR-T细胞治疗不良反应及处理相关内容。

5.器官毒性

（1）皮肤毒性

皮肤毒性可能与靶点选择有关，例如，多见于靶向恶性黑色素瘤抗原TCR-T细胞治疗中。TCR-T回输后部分病人可出现皮肤毒性包括皮疹、瘙痒、白癜风等，另外也可能出现一些罕见皮肤不良反应，比如恶化型牛皮癣、剥脱性皮炎、大疱性多形性红斑等。

轻中度皮肤不良反应，可不作特殊处理，可继续用药观察皮肤不良反应变化情况，或先外用糖皮质激素药膏；如继续加重则需口服糖皮质激素，联合抗组胺药物口服，4周内逐渐减量至停药。严重皮肤不良反应，需暂停TCR-T细胞治疗，同时需予甲泼尼龙 $1 \sim 2$ mg/（kg·d）治疗；请皮肤科急会诊，考虑活检和住院治疗。

（2）心脏毒性

在骨髓瘤和黑色素瘤的一项针对MAGE-A3抗原的

TCR-T临床研究中，发生严重心源性休克，但尸检结果，心脏解剖组织未见MAGE-A3表达，表明TCR-T细胞可能具有严重且不易预测的脱靶和器官特异性毒性。临床常见包括心肌炎、心包炎、心律失常、心室功能受损、传导异常等。发生心脏毒性应立即请心内科会诊，完善心电图、心脏生物标志物如肌酸激酶、肌钙蛋白、炎症指标、ESR、CRP，超声心动图，心脏MR，并评估可能引起心脏毒性其他原因。治疗处理包括停用TCR-T细胞治疗，激素处理。具体详见本指南《心血管保护》。

（3）胃肠道毒性（腹泻、结肠炎）

靶向CEA的TCR-T细胞治疗可使转移性结直肠癌消退，但可诱发严重短暂性结肠炎。包括：水样腹泻、痉挛、里急后重、腹痛、血便和黏液便、发热、夜间排便。结肠炎按不同分级处理，轻度考虑停用TCR-T细胞治疗，口服洛哌丁胺用药2~3 d；中度以上考虑予泼尼松/甲强龙1~2 mg/（kg·d），2~3 d如无反应，继续使用，2周内可加用免疫抑制剂如英夫利昔单抗。详见本指南《胃肠保护》。

（4）肺毒性

TCR-T细胞肺毒性发生较少。临床处理主要包括排除感染，影像学检查，必要时行纤维支气管镜检查，支气管肺泡灌洗，若仍不能完全排除感染，可考虑经验性广谱抗生素。泼尼松/甲强龙 1~2 mg/（kg·d），若用激素 48~72 h 无改善，考虑加用静脉注射英夫利昔单抗 5 mg/kg，在 14 d 后可重复给药；或静注免疫球蛋白；或加用吗替麦考酚酯 1~1.5 g，bid，后逐渐减量。参考本指南《肺脏保护》。

（5）肝毒性

TCR-T 细胞可能会出现肝毒性，主要表现为 ALT/AST 升高，需要首先排除病毒性病因、疾病、其他药物引起的转氨酶升高，完善腹部增强 CT/MRI，并限制/停用肝毒性药物（如对乙酰氨基酚等）。临床处理：包括停用 TCR-T 细胞回输，动态评估肝功能，中度及以上考虑泼尼松治疗，若激素不能明显改善肝毒性反应，则加用吗替麦考酚酯。详见本指南《肝脏保护》。

第四章

TIL 细胞治疗技术

一、TIL 细胞的制备流程和质控

（一）TIL 细胞制备的条件与设施

TIL 细胞需在 GMP 生产条件的洁净室中制备，整体洁净室还应包括样本接收区、样本储存区、质控区和检测区等，请参考 CAR-T 细胞的相应部分。

1.试剂及耗材要求

TIL 细胞制备过程中涉及试剂包括：淋巴细胞分离液、CD3 单抗、无血清培养基、IL-2、抗生素、细胞冻存液等。制备所需耗材包括无菌细胞培养瓶、细胞培养袋、离心管、移液管等。制备过程中使用试剂及耗材应符合相应质量标准，明确记录其来源信息、批号、质量检测报告。

2.TIL 细胞制备流程

主要包括：快速扩增前阶段（pre-rapid expansion protocol，pre-REP），快速扩增阶段（rapid expansion protocol，REP），TIL 细胞质控及放行，TIL 细胞回输等，全程一般需 4~8 周。

3.快速扩增前阶段

包括仅用 IL-2 从肿瘤片段中建立、培养（小规模）和冷冻保存 TIL。手术或活检过程中获得肿瘤标本置于无血清培养液中（含庆大霉素和两性霉素B），室温下运输，至实验室后立即开始TIL培养或将其放置在4℃冰箱中，准备好培养条件（24 h内）开始培养。

4.快速扩增阶段

冻存TILs解冻并恢复1~3 d后用于REP。理想情况下，解冻至少$6×10^7$细胞用于REP。滋养细胞采集和照射。滋养细胞是通过汇集来自至少3个到6个不同异基因健康供体外周血来源的单个核细胞制备。人工抗原提呈细胞也可用来替代滋养细胞。TIL细胞培养14 d左右，根据所需细胞数进行收获及回输。经检测并经第三方验证达到放行标准，便可用于患者输注。

（二）TIL细胞质控

细胞输注给病人前，须证明产品无菌性。TIL细胞制备过程共需进行3次安全性检测。第一次是在快速扩增前阶段培养的第一周，即第4 d至第7 d间，抽取适量样本行细菌真菌检测。第二次是在扩大培养TIL之前，即冻存或直接进行REP之前，需对细胞进行一系列标准质控检测，包括细菌真菌检测、内毒素检测、支原体检测等检测项目。第三次是在回输制备当天对细胞进行质控检测，其中回输前细菌真菌检测必须在最后一次操作後細胞采集回输前进行。其他检测标准参照前述CAR-T细胞的制备流程和质控。

（三）TIL细胞放行

根据cGMP标准规定，需对制备过程中每一步骤进行质控并提供详细、规范TIL细胞终产品的放行规则，包括细胞活力、纯度、安全性和效力检测报告。我国多家中心目前对TIL细胞放行规则无统一标准，参考CAR-T细胞放行规则。

（四）TIL细胞的回输及运输

TIL细胞回输当天，检测细胞活率，安全性，记录输入细胞量和回输日期。根据临床试验方案，有些TIL细胞制备完成后需低温储存。将细胞洗涤并浓缩后，将其等分至适当剂量后加入冷冻保护剂保存。细胞冻存常用含异丙醇的冻存盒行梯度缓慢降温或可控制冷冻速率的冷冻器。冷冻后再将细胞转移至液氮相中保存。液氮罐由专人负责，并对患者信息及其TIL细胞的信息做完善登记。运输时，需仔细核对细胞标签内容，填写回输发放记录。低温储存的TIL细胞制剂需在液氮相中运输；未经冻存的TIL细胞制剂置于装有冰袋的医疗转运箱（箱内温度为2~8℃）中运输。运输人员应严格填写交接

免疫治疗

第四章 TIL细胞治疗技术

141

记录表，并在运输过程中严禁剧烈振荡及安检辐照。

二、TIL细胞在实体瘤中的应用

最早的TIL疗法临床试验是在1988年，Steven A. Rosenberg用TIL疗法对20例转移性黑色素瘤患者进行治疗，最终60%患者达到客观缓解。2011年，继之对转移性黑色素瘤的一项临床研究显示，在接受自体TIL回输和IL-2联合治疗后，93名患者有20名肿瘤完全缓解，而且其中19例在治疗后3年依然保持肿瘤完全消退状态。除黑色素瘤外，后续多项临床试验结果逐渐证实，TIL疗法在结直肠癌、非小细胞肺癌（NSCLC）、转移性乳腺癌和转移性胆管癌中均展现出强大疗效。2019年，Iovance开发的TIL产品LN-145治疗27例晚期宫颈癌，获44%客观反应率和89%疾病控制率。同年6月，FDA授予LN-145治疗宫颈癌为突破性疗法的称号，这是细胞疗法治疗实体瘤的巨大突破。

目前，TIL治疗肿瘤类型主要是恶性黑色素瘤，其次是非小细胞肺癌、卵巢癌和头颈癌。转移性黑色素瘤和晚期宫颈癌显示较好临床疗效，非小细胞肺癌、结直肠癌和乳腺癌中也显示初步疗效。使用低剂量（low dose，LD）或中剂量IL-2，ORR可超过30%，但大多数临床试验仍采用高剂量（high dose，HD）IL-2。HD IL-2可维持TIL生长和活性，但可引起全身毒性，临床需要密切监测和护理。HD IL-2还可促进抑制TIL控瘤反应调节性T细胞的产生，从而限制TIL在临床广泛应用。此外，TIL在体内不持久和肿瘤微环境中严重的免疫抑制也是影响TIL疗效原因。

（一）TIL治疗恶性黑色素瘤

自从Rosenberg等成功将TIL疗法应用于转移性恶性黑色素瘤患者后，一系列临床试验相继开展。Dafni等报道，1988年至2016年接受TIL与IL-2联合治疗的晚期皮肤黑色素瘤患者ORR为41%，CR为12%。此外，接受HD IL-2方案患者ORR和CRR分别为43%和14%，而LD IL-2组的ORR和CRR分别为35%和7%。该分析不包括葡萄膜黑色素瘤患者。但2017年首次报道TIL疗法用于罕见和难治性葡萄膜黑色素瘤患者，接受TIL和HD IL-2患者CR和PR分别为4.5%和31.8%。2021年，对免疫检查点抑制剂（immune checkpoint inhibitors，ICI）治疗后进展的晚期黑色素瘤患者进行TIL治疗的Ⅱ期临床试验表明，患者平均过继性回输TIL细胞数量为2.73×10^{10}，疾病控制率为80%，ORR为36%，CR为3%，

PR 为 33%。目前，TIL 治疗主要作为二线治疗，恶性黑色素瘤仍是大多数临床试验的主要肿瘤类型。

1.TIL 治疗恶性黑色素瘤预处理方案

TIL 输注前行淋巴细胞清除是 TIL 治疗重要环节。淋巴细胞预处理方案能抑制 CD4⁺ CD25⁺ 调节性 T 细胞（regulatory T cell，Treg）活性；清除宿主淋巴细胞后可减少与转移 T 细胞竞争稳态细胞因子；淋巴细胞清除可为输液产品提供"物理空间"。常用预处理方案有环磷酰胺+氟达拉滨，氟达拉滨+放疗或环磷酰胺+氟达拉滨+放疗。

2.IL-2 在 TIL 中的作用

单剂量 IL-2 分别于 1992 年和 1998 年获美国 FDA 批准，用于治疗转移性黑色素瘤和转移性肾细胞癌。对采用一线、二线治疗方法失败的转移性黑色素瘤患者，IL-2 与 TIL 联合治疗，可改善 TIL 生长和活性，从而提高临床反应率。

一项 Ⅰ 期试验评估 15 例转移性黑色素瘤患者不同 IL-2 剂量（0～720000 IU / kg）对 TIL 控瘤作用。给予淋巴细胞清除及 TIL 回输时，LD IL-2（72000 IU/kg，i.v.，每 8 h 一次；共 15 次剂量）或 HD IL-2（720000 IU/kg，

i.v.，每8h一次；12次剂量）组患者瘤体减小，未接受
IL-2治疗者未见这种疗效。Herlev等在转移性黑色素瘤患
者进行淋巴细胞清除和TIL输注后皮下LD IL-2注射治疗
（2 MIU，共14 d），整体有效率为33%（2/6）。另一项Ⅰ/
Ⅱ期研究，对25例转移性黑色素瘤进行标准淋巴细胞清
除化疗和TIL输注，然后以递减方式连续5 d输注IL-2
（6、12和24 h以18 MIU/m^2；24 h后以4.5 MIU/m^{2}的速度
持续3 d），ORR为42%。研究表明，降低IL-2剂量可
能不会对临床结果产生负面影响。但到目前为止，IL-2
输注次数与临床反应间尚无明确的相关性。因此，在以
后的临床治疗中应重新考虑HD IL-2联合TIL输注的
作用。

（二）TIL治疗其他实体瘤

目前，TIL治疗的肿瘤类型主要是恶性黑色素瘤，
其次是NSCLC、卵巢癌和头颈癌。转移性黑色素瘤和晚
期宫颈癌中显示出较好临床疗效，NSCLC、结直肠癌和
乳腺癌中也显示初步疗效。由于肿瘤抗原突变的异质
性，TIL细胞对实体瘤产生应答有所不同。与恶性黑色
素瘤的TIL相比，其他肿瘤TIL的反应性较弱且功能较
低。目前，美国NIH正在针对患有各种转移性疾病（消

化道肿瘤，乳腺癌，尿路上皮癌，卵巢癌和子宫内膜癌）患者进行"篮子"式临床Ⅱ期研究，为TIL临床治疗提供有效依据（NCT01174121）。

（三）TIL与其他疗法的联合应用

1.TIL与ICI联合

TIL联合ICI的疗法在最近一些试验中显示初步疗效。免疫检查点受体（如CTLA-4和PD-1/PD-L1）表达于T细胞表面，是免疫系统自我保护机制。肿瘤患者中，效应T细胞上CTLA-4和PD-1分子被上调，并分别与抗原呈递细胞或瘤细胞的B7-1/B7-2和PD-L1结合，从而导致T细胞功能受抑。此外，T细胞长期接触肿瘤抗原后，CD8+ T细胞会出现凋亡或进入异常分化状态，抑制性受体会高表达，使CD8+ T细胞对特异性肿瘤抗原几乎无反应，此时可用检查点抑制剂改善CD8+ T细胞活性。因此，为增加TIL肿瘤反应性，可在TIL初始培养阶段及在TIL输注后联合ICI治疗。

2.TIL与BRAF抑制剂联合

BRAF基因在细胞生长和分化中起重要作用。大部分肿瘤患者会发生BRAF突变，激活的BRAF突变（主要是V600E）可诱导免疫逃逸，使机体免疫"迟钝"，并获得逃避T细胞免疫反应的能力。BRAF抑制剂威罗非尼可降低相关免疫抑制信号，减少免疫抑制细胞，增强黑色素瘤抗原表达，促进淋巴细胞浸润和特异性T细胞增殖。威罗非尼治疗BRAF（V600E）突变黑色素瘤的ORR高达50%，改善无进展生存率和总生存率，但BRAF抑制剂的临床作用持续时间短。最近在一项临床试验显示，接受TIL、HD IL-2和威罗非尼联合治疗11名转移性黑色素瘤有7名出现有效应答，其中2名患者达完全缓解。

3.TIL与其他疗法的联合

树突状细胞（dendritic cell，DC）是人体抗原递呈能力最强的细胞，DC治疗通过采用病人自体单核细胞在体外培养诱导生成DC，然后负载相应肿瘤抗原，制成负载肿瘤抗原的DC，再将这些DC注入体内刺激体内的肿瘤杀伤性淋巴细胞增殖，发挥长期肿瘤监视作用和肿瘤杀伤作用，达到控灭肿瘤的目的。DC疫苗可和TIL治疗联合，激活和增加TIL数量，目前DC与TIL联合治疗的临床试验正在进行。溶瘤病毒通过使TIL分泌细胞因子，从而提高TIL的控瘤作用，TIL疗法与溶瘤病毒联合治疗也正在探索。一项TIL疗法联合腺病毒治疗转移性黑色素瘤临床试验表明，13例患者有5例达到客观缓解，其中3例完全缓解。

三、TIL细胞治疗的相关毒性

尽管一部分晚期肿瘤患者可从TIL疗法中受益，但治疗相关毒性是该治疗方式广泛应用的主要障碍。通常情况下，与TIL给药相关的毒性不太常见，主要是一些短暂症状，例如呼吸困难、发烧、寒战、心动过速或高血压，一般通过基本支持治疗可控制。但也会出现一些长期不良反应或严重毒性反应。

（一）自身免疫毒性

自身免疫毒性是注入TIL细胞直接靶向肿瘤抗原，但某些肿瘤抗原并非特异性的，在正常组织中也有表达，当T细胞识别正常组织中抗原时，就会发生宿主免疫反应，发生移植物抗宿主病。黑色素瘤患者过继性T细胞治疗后，T细胞靶向肿瘤抗原同时，还靶向正常皮肤细胞和葡萄膜细胞，一小部分患者后期会出现由自身免疫性黑色素细胞破坏引起的毒性迹象，例如白癜风或葡萄膜炎。

（二）细胞因子释放综合征

分级与处理可参考CAR-T细胞治疗不良反应及处

理相关内容。

(三)淋巴清除方案相关毒性

非清髓性化疗是TIL治疗的重要组成部分，TIL过继性治疗前进行淋巴细胞清除，会增加TIL持久性和临床反应，但它与严重毒性有关。非清髓性化疗可使淋巴细胞减少，会诱发3~4级贫血、中性粒细胞和血小板减少症，患者会有高感染易感性和发热性中性粒细胞减少风险。血小板减少和贫血可通过持续输血来控制，而发热性中性粒细胞减少则需要静注抗生素，并予粒细胞集落刺激因子支持治疗。

(四) HD IL-2相关毒性

HD IL-2应用是TIL治疗内在组成部分，黑色素瘤患者中TIL在HD IL-2中功能最强。但HD IL-2的毒性很严重，通常多个器官都会受累。毛细血管渗漏综合征、肺水肿和肾衰是常见毒性反应，大多数病例及时停止治疗、静脉输液支持治疗或静注皮质类固醇可控制症状，但一部分患者可能需要转到重症监护室进行治疗。HD IL-2还可延长预处理治疗血液学毒性。中等剂量IL-2在大多数患者中也可见相关毒性，但毒性在IL-2停止2~3 d可控制。LD IL-2耐受性更好，一项试点研究中发现，仅观察到2种LD IL-2治疗的1-2级毒性，但仍可见临床应答。说明临床治疗过程中，HD IL-2并非临床疗效的必要条件。

第五章

CIK 细胞治疗技术

一、CIK细胞的制备流程和质控

（一）CIK细胞的制备流程

1.CIK细胞制备的实验室要求

全部操作必须在符合国家标准的GMP实验室内且洁净度达到百级的无菌工作单元内进行。必须严格执行无菌操作标准，出现任何污染必须终止操作。患者患有传染性疾病，如乙型、丙型病毒性肝炎等，其血液标本及全部操作过程必须单独处理，不得与无传染性疾病的血液标本在同一单元内处理。所弃用的血制品、废液以及实验材料均须严格按照废弃血制品处理的标准方法进行处理。操作人员皮肤切勿触及废弃物，否则必须按有关规定及时清洁或寻求医生帮助。

2.自体外周血单个核细胞（PBMC）采集和分离

可参照CAR-T细胞制备流程和质控要点部分。

3.CIK细胞培养

PBMC用无血清培养液重悬置于75 cm² 培养瓶中，加入细胞因子IFN-γ、IL-1和CD3抗体等置于饱和湿度、37℃、5.0% CO_2 培养箱培养。培养24 h后，加入细胞因子IL-2，培养7~10 d过程中，依据细胞密度用含IL-2的无血清培养基扩充培养体系至适宜体积，同时细胞抽样送检。11~14 d培养袋置于饱和湿度、37℃、5.0% CO_2的培养箱继续培养，观察细胞生长情况并摇匀细胞。养至所需数量后洗涤细胞浓缩收集并注入到0.9%注射用生理盐水袋中，摇匀。制备好的细胞悬液留样2 mL于细胞冻存管，标上标签，注明病人姓名、性别、年龄、住院号、细胞数、无菌结果，4℃存放3个月备查。

（二）CIK细胞制备的质控

1.安全性检测

（1）细菌和真菌检测

CIK细胞制备过程包括采集、运输、分离、培养、冻存、复苏环节需留样（保存液、清洗液、培养上清、冻存液等）需检测细菌和真菌，检测结果应为阴性。

（2）支原体检测

CIK细胞制备过程包括采集、运输、分离、培养、冻存、复苏环节进行留样（保存液、清洗液、培养基上清、冻存液等）检测支原体，检测结果应为阴性。

（3）细胞内外源致病因子检测

用ELISA或核酸检测法，对CIK细胞样本采集、运输、分离、培养、冻存、复苏生产制备环节留样（保存液、清洗液、培养上清、冻存液、细胞等）检测。HIV抗体、HBsAg、HCV抗体、TP抗体、CMV-IgM、HTLV抗体、HPV抗体、HHV抗体、EBV抗体应为阴性；HCV、HBV、HIV病毒核酸应为阴性。

（4）内毒素检测

CIK细胞制备过程包括采集、运输、分离、培养、冻存、复苏环节留样（保存液、清洗液、培养基上清、冻存液等）检测。各样本内毒素应小于等于0.5 EU/mL。

2.有效性检测

（1）细胞计数

采用白细胞计数法，初采细胞单个核细胞应不低于$5×10^8$/50 mL富集血。CIK细胞回输剂量应大于$0.5×10^{10}$。

（2）细胞活率

用锥虫蓝染色检测，单个核细胞成活率应不低于90%，回输CIK细胞活率应不低于90%。

（3）表型分析

用流式细胞仪检测CIK细胞表型（$CD3^+$、$CD3^+CD4^+$、$CD3^+CD8^+$、$CD3^+CD56^+$、$CD3^-CD16^+CD56^+$及$CD4^+CD25^+$）的比例情况；CIK细胞中$CD3^+$细胞应不低于70%，$CD8^+$细胞应不低于40%，$CD3^+CD56^+$细胞应不低

于10%。

（4）分泌细胞因子检测

用 ELISA 检测 CIK 细胞分泌细胞因子（IFN-γ、TNF-α）及细胞毒产物（颗粒酶B、穿孔素）水平，评价这些因素对癌细胞杀伤效应。

二、CIK 细胞在肿瘤中的应用

CIK 细胞治疗由于其易于获得和强大的控瘤活性，正在成为一种有潜力的肿瘤免疫治疗方法。CIK 常与其他治疗方式联用，如联合化疗等。化疗可诱导稳定肿瘤特异性T细胞反应，化疗后行CIK治疗可进一步增强肿瘤特异性免疫反应。化疗后应用DC-CIK细胞可有效抑制肿瘤细胞生长，甚至使肿瘤完全消失，且DC-CIK细胞的控瘤效应对机体免疫系统功能几乎不产生影响，在当前对肿瘤特异性抗原了解相对较少情况下，应用DC-CIK细胞作为肿瘤放化疗和术后辅助治疗有重要意义。

当前，CIK 细胞治疗逐渐从实验室走向临床，相比传统化疗，因其独特靶抗原识别机制、治疗及扩增周期短，对肿瘤杀伤力强，治疗安全性高，技术成本相对较低，为众多恶性肿瘤患者的治疗提供了新的选择。

（一）多发性骨髓瘤

目前多发性骨髓瘤（MM）治疗取得多方面进展，患者中位生存期为4~5年。基于CIK细胞联合新型免疫疗法可实现对MM的特异性识别并获得更好的疗效。

一项联合使用组蛋白去乙酰化酶（histone deacety-lase，HDAC）抑制剂与CIK细胞处理MM细胞的研究显示MM细胞存活率显著降低。提示HDAC抑制剂联合CIK细胞治疗患者可能成为未来提高基于CIK细胞对MM患者肿瘤细胞识别能力和改善患者免疫功能的新疗法。另有研究表明，大麻素受体2（cannabinoid receptor 2，CB2）在CIK细胞和MM细胞上高度表达。大麻二酚（cannabidiol，CBD）能降低瘤细胞的活力，并对CIK细胞具有保护作用。在高浓度下CB2抑制CIK对MM细胞毒活性。因此从临床角度考虑，较低浓度大麻素与CIK细胞联合使用有望提高MM治疗现状，并延长患者生存期。

硼替佐米+地塞米松+沙利度胺（BDT）方案是治疗MM患者最常用化疗方案之一。DC具有很高的抗原识别和递呈能力，CIK细胞联合DC已被证明在临床前和临床实践中提高控瘤效果。一项Meta分析显示，与单独BDT

方案相比，DC-CIK过继免疫细胞联合BDT方案患者疾病缓解率显著提高，血清中CD4+、CD4+/CD8+水平也显著上升，MM患者采取DC-CIK过继免疫细胞联合BDT治疗可改善免疫功能及生活质量。

（二）白血病

随着化疗和造血干细胞移植（hemapoietic stem cell transplantation，HSCT）技术的发展，白血病患者的预后在过去几十年中得到了很大改善。然而，复发和难治性白血病仍是白血病患者死亡的主要原因。由于免疫系统在监控及杀伤肿瘤细胞方面发挥重要作用，当化疗和骨髓移植不能治愈疾病时，免疫细胞治疗（如CIK细胞）作为一种替代疗法取得了一定疗效。

在一项针对异基因HSCT后复发B细胞急性淋巴细胞白血病（B-cell acute lymphoblastic leukemia，B-ALL）患者Ⅰ/Ⅱ期试验中，对同种异体T细胞亚群进行非病毒工程改造，使用SB载体平台生产了非病毒CD19特异性CAR-CIK细胞（CARCIK-CD19），13名患者纳入研究验证CAR-CIK-CD19安全性和可行性。结果显示，输注细胞能在体内快速有效扩增，在患者的血液和BM中可检测到长达10个月持久性存在。所有接受治疗的患者，

CAR-CIK-CD19细胞输注非常安全，仅发生2例I级和1例II级CRS病例，CRS发生率和等级可忽略不计，且未见急性GVHD和神经毒性。在较高剂量水平下，实现了显著血液学和分子反应率。

目前，以CIK作为化疗或HSCT补充已用于临床研究。研究表明，CIK与DC细胞联用，不良反应少，并发症程度轻，是治疗异基因造血干细胞移植后复发急性髓细胞性白血病（AML）安全、有效的方法。一项研究评估了基于DC-CIK和NK细胞的治疗中低危急性髓细胞白血病的疗效，结果显示，5年OS和无复发生存率（relapse free survival，RFS）分别为90.5%和65.2%，显著优于化疗和HSCT组；60名接受DC-CIK与NK细胞交替治疗患者的OS（96.5% vs. 71.2%；P=0.003）和RFS（79.5% vs. 28.9%；P<0.001）优于25名仅接受DC-CIK或NK单独治疗的患者。

另外一项II期研究评估了一次性输注CIK细胞作为移植后巩固治疗，以确定这种干预可否促进早期完全供体嵌合（FDC）形成并降低复发率，结果显示与以往研究相比，FDC发生率并不高，累积复发率相似；虽然OS显现改善趋势，但复发率并未降低。总体而言，这种输注作为移植后巩固相对安全。不同给药策略或CIK细胞修饰可能会增强该治疗疗效。

（三）淋巴瘤

淋巴瘤是一种具极强异质性的淋巴细胞肿瘤，临床表现、预后以及治疗反应也不同。CIK治疗淋巴瘤的临床研究较少，研究报道，一例复发难治性滤泡性淋巴瘤患者在化疗多次后未能获得长时间疾病缓解，行异体CIK细胞输注治疗后，患者获得较长时间完全缓解，并改善症状，延长了生存期。关于DC-CIK细胞治疗弥漫大B细胞淋巴瘤临床研究也表明，该法能增加患者外周血淋巴细胞绝对计数，提高机体细胞免疫功能，改善其生活质量。

最近，一种用于增强CIK细胞新型抗体-细胞偶联方法被提出，该研究表明，与利妥昔单抗结合的CIK细胞对$CD20^+$淋巴瘤细胞系表现出增强的细胞毒活性，且无须任何基因改造，CIK细胞可快速配备靶向肿瘤细胞的单抗。此外，一项基础研究证明CIK细胞在与人源化抗CD20 mAb Obinutuzumab（OBI）联用时，对B细胞肿瘤细胞系和自体肿瘤靶点均有相关体外细胞毒性。进一步使用人源化组织异种移植小鼠模型进行体内评估，结果显示CIK细胞和OBI的联合治疗抑制了侵袭性患者来源的淋巴瘤异种移植物生长。另有研究表明，单独使用CIK或PD-1抗体处理的B-NHL细胞中均观察到IFN-γ升高。因此，CIK细胞与临床使用的抗体性药物组合可提供一种不需基因修饰的有效替代方案。

（四）食管癌

一项系统性评估食管癌（EC）中自体CIK/DC-CIK细胞联合化疗能否提高化疗疗效和安全性的研究表明，与单用化疗相比，CIK/DC-CIK细胞联合化疗治疗1~2周后患者外周血CD3$^+$、CD4$^+$、CD4$^+$/CD8$^+$和NK细胞数量明显增加，1年总生存率明显提高，细胞因子IL-2、TNF-α、IL-12和免疫球蛋白等水平明显升高，血清肿瘤标志物CEA、CA199和CA125水平明显降低，且未出现致命不良反应。因此，免疫治疗联合化疗可增强EC患者的免疫功能进而提高疗效。另有一项在老年EC患者中的研究表明，DC-CIK细胞联合调强放疗（IMRT）可显著提高患者临床有效率、生活质量和免疫功能。在毒性和副作用方面，与对照组IMRT相比，细胞治疗组发热率较高，骨髓抑制发生率较低，消化道反应无明显差异。总之，在老年EC中DC-CIK细胞联合IMRT的短期疗效优于单独 IMRT，生活质量和生存期得到明显改善。最新研究表明在早期食管鳞癌中，CIK 细胞组总生存期和无进展生存期均明显高于对照组。

（五）肝癌

在日本开展的一项 CIK 细胞过继性免疫治疗随机临床试验中共纳入 150 例接受肝癌根治术患者，其中过继性免疫治疗组 76 例，无治疗对照组 74 例。结果表明，中位随访 4.4 年后，相比对照组，肝癌术后应用 CIK 细胞治疗患者术后复发率降低 18%。CIK 细胞治疗组首次复发的时间明显长于对照组。2015 年，韩国一项多中心、开放标签、随机对照Ⅲ期临床试验评估了 CIK 细胞作为辅助免疫治疗对肝癌根治术后患者的有效性和安全性，一共纳入 230 名接受手术切除、射频消融或经皮乙醇注射治疗的肝癌患者。免疫治疗组中位无复发生存时间为 44.0 个月，对照组仅为 30.0 个月。免疫治疗组相比对照组的复发率降低 37%，死亡率降低 79%。免疫治疗组发生不良事件比例明显高于对照组（62% vs.41%），但在严重不良反应方面，两组无明显差异。

（六）胰腺癌

研究表明化疗联合免疫治疗可介导协同作用并在胰

腺癌治疗中取得较好疗效。S-1是一种口服药物,由替加氟(FT)、5-氯-2,4-二羟基吡啶(CDHP)和奥替拉西钾(Oxo)按1:0.4:1摩尔浓度比组合而成,研究显示与单用S-1药物组相比,S-1联合CIK细胞治疗可显著降低血清CA199水平,非血液学毒性、疲劳和非感染性发热发生率显著降低。在吉西他滨难治性晚期胰腺癌患者的二线治疗中,S-1联合CIK方案耐受性良好。另有一项在吉西他滨难治性晚期胰腺癌患者的Ⅱ期临床试验中也发现CIK细胞治疗可有效改善患者生活质量。

（七）胃肠肿瘤

近期研究表明CIK/DC-CIK细胞联合化疗可显著延长晚期胃肠肿瘤患者总生存期、无进展生存期,提高生活质量,且无严重不良反应,提示CIK/DC-CIK细胞联合化疗安全性好,是晚期胃肠肿瘤患者延长生存期、提高生活质量的可行选择。一项针对局部进展期胃癌的临床研究表明,与单用化疗药物相比,DC-CIK细胞联合化疗组疾病控制率提高,$CD4^+T$细胞和NK细胞比例显著上升,$CD8^+T$细胞比例显著下降,且总生存期也显著延长,提示DC-CIK免疫治疗联合化疗可改善局部进展期胃癌的免疫功能,改善生活质量,延长生存时间,减少不良反应。最近一项CIK细胞联合一线化疗治疗转移性结直肠癌疗效的回顾性研究显示，与单用一线化疗药物相比，CIK细胞联合一线化疗药物可显著提高转移性结直肠癌患者总生存期和无进展生存期，且$CD3^+CD56^+$细胞亚群增加的患者生存率明显高于$CD3^+CD56^+$细胞亚群减少的患者。

（八）肾癌

在探讨抗PD-1联合CIK细胞治疗难治性转移性肾透明细胞癌（mRCC）的临床疗效和安全性临床试验中，29例患者有7例CR，5例PR。ORR为41.4%，中位PFS为15.0个月。截至最后一次随访，15名死亡，平均生存时间为37个月。在达到CR患者中，1人在停药18.8个月后出现小脑转移，但在局部伽马刀和1个月的阿昔替尼治疗后再次达CR。该方案耐受性良好，无治疗相关死亡。联合应用抗PD-1和CIK细胞治疗既往靶向治疗难治性mRCC安全有效。即使在长期停止治疗后，仍有高CR率和长期DFS。

自体肿瘤裂解物脉冲树突状细胞与细胞因子诱导杀伤细胞（Ag-DC-CIK）的免疫治疗对可手术的RCC局部晚期3年DFS为96.7%，对照组为57.7%，降低了术后疾病进展和复发风险。CIK治疗的不能手术的RCC患者，3年OS和PFS显著高于对照组。CIK治疗组最后一次细胞输注后，外周血中CD4$^+$/CD8$^+$T细胞比例增加，特别是Ag-DC-CIK治疗组增加最为显著（P=0.002）。CIK细胞输注后无严重毒性反应。肿瘤抗原致敏的Ag-DC-CIK细胞对于肿瘤切除患者可能更有效、更个性化，CIK细胞治疗可改善不能手术的患者预后。

在评价转基因树突状细胞联合细胞因子诱导的杀伤细胞（gmDCs-CIK）治疗晚期肾癌的疗效和安全性临床试验中，对28位患者进行gmDCs-CIK治疗，发现ORR为39%，DCR为75%。临床疗效与是否转移无显著相关性，ORR与治疗周期无显著相关性，DCR与治疗周期显著相关。未见显著临床毒副反应。11例患者在免疫治疗前1 d到治疗后30 d，外周血中除Th1群体外，其他T细胞亚群均未发生显著变化。

在另一项临床研究中，20例确诊为TNMⅠ、Ⅱ期肾癌患者被随机分为CIK细胞治疗组和对照组，终点为PFS。结果发现CIK细胞培养后CD3$^+$、CD3$^+$/CD8$^+$、CD3$^+$/CD4$^+$、CD3$^+$/CD56$^+$水平升高。CIK治疗组的中位PFS显著长于对照组，所有患者随访期均存活，两组OS

差异无统计学意义。无Ⅲ级或更高级别的不良事件。结论显示CIK细胞治疗可延长肾癌根治术后患者存活时间，并可显著提高患者细胞免疫功能。

一项RCT试验显示，148例转移性ccRCC患者被随机分配到自体CIK细胞免疫治疗组或IL-2联合IFN-α-2a治疗组，CIK免疫治疗能改善转移性透明细胞癌预后，增加CIK周期次数可进一步提高疗效。

（九）膀胱癌

在一项N-of-1单病例随机对照试验研究中，一名多发性膀胱高级别尿路上皮癌患者先前接受标准的局部切除和放疗后有肿瘤进展，随后接受了DC-CIK组成活化T细胞免疫治疗（ACT），6年内静注18次，见外周血免疫抑制CD8+CD28+细胞的增加。通过流式细胞术、TCR库和ctDNA在每次输注时通过NGS分析外周血T细胞表型，进行膀胱镜和盆腔CT扫描评估疾病进展情况。6年内尿路上皮癌无复发或转移，外周血细胞毒性T细胞和TCR克隆增加，抑制性T细胞减少，ctDNA分析检测到的6个基因（ARID1B，MYCN，CDH23，SETD2，NOTCH4，FAT1）突变在DC-CIK输注后全部消失。结果表明DC-CIK治疗可能与T细胞表型、TCR库的有益变化、ctDNA的减少和持续的无复发生存有关。

（十）肺癌

一项联合中国8个研究中心开展CIK细胞联合化疗治疗晚期肺鳞癌的研究，90例中45例接受自体CIK细胞联合GP方案治疗（CIK-CT组），45例患者接受单独GP方案化疗（CT组）。结果表明CIK-CT组中，CR和PR患者分别为6.7%、55.5%；而CT组中CR、PR为0、31.1%。试验组和对照组中ORR率、DCR率分别为62.2%和31.1%、91.1%和64.4%。试验组中CR率、PR率、ORR率、DCR率均明显高于对照组。CIK-CT组和CT组中位PFS时间分别为8.7个月和4.0个月，试验组中位PFS时间较对照组延长4.7个月；较对照组相比，试验组患者疾病进展风险下降74%；CIK-CT组和CT组中位OS时间分别为21.0个月和10.3个月，试验组中位OS时间较对照组延长10.7个月。CIK-CT组与CT组比较，总体不良反应和3至4级不良反应无明显差异。研究结果为临床推广应用提供坚实证据，为晚期肺鳞癌免疫治疗开辟了另一种新治疗模式。

在一项临床初步研究中，PD-1阻断抗体Pembroli-zumab或Nivolumab联合或不联合自体CIK细胞输注治疗

18例晚期非小细胞肺癌患者的疗效显示，联合治疗显著增加CD3$^+$CD56$^+$CD16$^+$T细胞，单独使用PD-1阻断抗体显著增加骨髓来源的抑制细胞。虽然联合后血清IL-4水平下调，但IFN-γ水平无改变，显示PD-1阻断和CIK联合治疗方案安全有效。

一项CIK联合PD-1单抗（信迪利单抗，Sintilimab）对34例晚期（ⅢB/ⅢC/Ⅳ期）非小细胞肺癌患者的临床试验表明，自体CIK细胞联合信迪利单抗对既往未经治疗的晚期非小细胞肺癌患者的耐受性良好，疗效显著。此外，CIK联合化疗（依托泊苷联合顺铂）、信迪利单抗治疗13例广泛期小细胞肺癌（ES-SCLC）患者临床试验显示，在标准化疗方案中加入CIK细胞治疗，然后用信迪利单抗维持治疗，可能是一种安全有效的治疗策略。

在一项DC-CIK联合同步放化疗治疗ⅢB期非小细胞肺癌疗效的随机对照试验中，将63例ⅢB期非小细胞肺癌患者随机分为试验组和对照组。试验组采用DC-CIK联合多西紫杉醇-顺铂化疗及同步适形放疗，对照组仅给予多西紫杉醇-顺铂联合化疗及同步放疗。结果显示治疗组有效率为83.3%，对照组仅为54.5%，研究组KPS、T细胞亚群和12个月生存率显著高于对照组，不良反应无统计学意义。

（十一）乳腺癌

一项汇总11项研究的Meta分析表明DC-CIK联合化疗能显著提高乳腺癌患者的CR、PR和ORR，但安全性无显著差异。乳腺癌患者接受DC-CIK联合化疗方案和单独接受化疗的患者在白细胞减少、血小板减少、脱发、恶心/呕吐、肝脏并发症和神经系统并发症的发生率方面无差异。

一项比较单独使用DC细胞、CIK细胞以及DC-CIK联用治疗乳腺癌的Meta分析显示，在入组的633例乳腺癌患者中，DC-CIK组患者1年生存率显著提高，外周血中T细胞（$CD3^+$，$CD4^+$，$CD4^+CD8^+$），$CD16^+$单核细胞和$CD3^+CD56^+$NKT细胞的百分比显著增加，IL-2、IL-12、TNF-α、IFN-γ水平显著升高，AFP、CEA和CA199均有下降，DC-CIK细胞治疗能显著延长乳腺癌患者的生存期，增强免疫功能，提高治疗效果。

（十二）鼻咽癌

一项关于鼻咽癌治疗的回顾性研究探讨了CIK细胞与卡瑞利珠单抗（PD-1单抗）联合应用（CIK+卡瑞利珠单抗+安罗替尼）对患者生活质量及预后的影响，结果发现，与对照组（卡瑞利珠单抗+安罗替尼）相比，联合治疗后的免疫指标显著提高（$P<0.001$），复发和转移率降低（5.0%，5.0% vs.20.0%，17.5%），且2年生存率更高（97.5% vs.85.0%）。表明CIK细胞具有强大的抗肿瘤作用，通过有效杀死肿瘤细胞、增强免疫功能并与其他治疗措施形成协同作用，从而改善患者预后。

第六章

NK 细胞治疗技术

一、NK细胞的制备流程和质控要点

早期由于NK细胞扩增技术发展陷入瓶颈，NK细胞临床应用受很大局限，少数临床研究抽取患者大量外周血PBMC进行提取后磁珠分选，再进一步培养，扩增效率低、患者负担重、临床疗效差。近年，随着对NK细胞研究的进一步深入，NK细胞扩增方法得到极大发展，细胞来源包括骨髓、外周血、脐带血、多能干细胞和NK细胞系等多种渠道。目前国际上主流临床研究应用包括滋养细胞扩增的NK细胞、NK-92细胞系、细胞因子鸡尾酒扩增的NK细胞和CAR-NK细胞。

（一）滋养细胞扩增NK细胞

对辐照后的瘤细胞、异体PBMCs以及淋巴细胞衍生物进行基因编辑成为滋养细胞，可显著提高NK细胞扩增效率。

缺乏HLA抗原表达的K562细胞是基因编辑最常用瘤细胞系，通过基因工程方法将使其表达NK扩增所需细胞因子和共刺激因子，如膜结合蛋白IL-15，IL-21和4-1BB配体，新的对NK细胞激活和扩张协同刺激因子仍在不断探索。OX40受体刺激增加NK细胞IFN-γ产生、细胞毒性和增殖能力。

人前列腺癌细胞系衍生物PC3^{PSCA}也被基因修饰用来作为滋养细胞，除了表面标记前列腺干细胞抗原（prostate stem cell antigen，PSCA）外，还分别表达抑制KIR2DL1和KIR2DL2/3的C1和C2配体，抑制KIR3DL1和抑制NKG2A的HLA-E配体和未知受体的Bw6配体，通过慢病毒转染共刺激膜结合蛋白IL-15、4-1BBL和IL-2的基因序列形成人工NK细胞滋养细胞。

此外，Jurkat T淋巴母细胞亚系KL-1作为滋养细胞也可使NK细胞增殖约100倍，纯度接近90%，同时可相互抑制T细胞生长。通过滋养细胞扩增的NK细胞方法的优点是扩增效率高，NK细胞纯度一般在95%以上，缺点是在培养过程中使用危险性较高的瘤细胞系，可能存在一些远期风险或目前检测技术无法检测的病原学风险。

培养流程为：配置含有10 U/mL硫酸庆大霉素和1000 U/mL白介素2的无血清培养基。分离新鲜人外周血PBMC，计数后用配置的无血清培养基调整PBMC密度为1×10^6个/mL。加入辐照后滋养细胞和5%~10%的自体血清，置于37℃、5%CO_2，饱和湿度培养箱中培养，以后每2 d换液1次。分别通过锥虫蓝染色和流式细胞术检测NK细胞数量、活率和表型，通过杀伤实验确定NK细胞的杀伤功能。通过细菌、真菌、支原体、内毒素检测确定所培养细胞的安全性。

（二）NK-92细胞系

NK细胞系是1992年从一名确诊为非霍奇金淋巴瘤的50岁患者外周血中分离而出，由Hans Klingemann在加拿大温哥华的Terry Fox实验室建立的肿瘤细胞系，在IL-2的支持下可长期存在。在缺乏IL-2条件下NK-92细胞系细胞毒性在24 h后下降，在72 h内细胞死亡。

NK-92细胞表面阳性标志为CD2、CD7、CD11a、CD28、CD45、CD54、CD56^{bright}，阴性标志为CD1、CD3、CD4、CD5、CD8、CD10、CD14、CD16、CD19、CD20、CD23、CD34、HLA-DR。在100 U/mL的IL-2浓度下，约50%的细胞表达CD25（p55 IL-2受体），其表达与IL-2浓度呈负相关。NK-92细胞系表达相对大量的活化受体（NKp30、NKp46、NKG2D、CD28）。相反，它表达少量的抑制受体（NKGA/B，低水平的KIR2DL4，ILT-2），缺乏表达在正常NK细胞上大多数克隆的杀手抑制受体KIRs。此外，NK-92表达高水平参与穿孔素颗粒酶细胞溶解途径的分子，以及附加细胞毒性效应分子，包括肿瘤坏死因子（TNF）超家族成员 FasL，TRAIL，TWEAK，TNF-α，表明其有很强肿瘤杀伤功能和免疫调节功能。

除 NK-92 细胞系外，NK 肿瘤细胞系还包括 KHYG-1 细胞系，NK-YS 细胞系，SNK-6 细胞系和 MC-1 细胞系，均是从 NK 细胞淋巴瘤患者外周血中分离而建立，所有 NK 细胞系都有一个共同点就是表面标志物 CD16 分子表达非常低，缺乏大多数经典细胞毒性 NK 细胞所具有的 ADCC 效应。

在所有 NK 永生化细胞系中，NK-92 是唯一经 FDA 批准可用于临床试验的细胞系。需要特别注意的是，NK-92 细胞在输入人体前须行辐照处理，防止 NK-92 的体内增殖，同时保障其杀死靶细胞和产生免疫活性细胞因子的能力。NK 细胞系的优点在于细胞质量均质化较好、来源有保障、容易产业化，缺点在于远期潜在肿瘤风险。

（三）细胞因子鸡尾酒扩增的 NK 细胞

在无滋养细胞情况下，细胞因子是体外维持 NK 细胞存活和体外扩增的关键，许多研究通过多种细胞因子组合法建立了 NK 细胞扩增体系。IL-2 是维持 NK 细胞增殖和细胞毒性的必要细胞因子，同时也能刺激T细胞增殖。因此通过纯细胞因子体系扩增的NK细胞主要有两种途径，一种是将外周血中PBMCs分离后去掉CD3⁺T细胞，剩余细胞再进行培养，这种方法获得的NK细胞纯度高，但操作更为复杂；另一种是不去除T细胞直接培养，这种方法简便易行，缺点是NK细胞纯度较低。

单独使用IL-15、IL-2或IL-21等细胞因子时，NK细胞增殖效率较低。在T细胞去除培养体系中，单用IL-15培养9 d扩增约2.5倍，IL-15联合IL-21培养10~12 d扩增约7.5倍，IL-15、IL-18联合IL-21培养21 d约扩增17倍。IL-2联合IL-15培养12 d可扩增30倍以上，以上体系培养的细胞终产品中NK细胞纯度均在90%以上。细胞因子鸡尾酒扩增NK细胞具有很好安全性，不会有瘤细胞系扩增相关风险，但扩增效率较低。

(四) CAR-NK细胞

对NK细胞进行基因修饰是目前非常热门的免疫治疗方法，多用于治疗对传统疗法无效的晚期肿瘤患者。CAR受体可赋予NK细胞与表达目标抗原的细胞高度亲和力，从而降低细胞激活和效应功能诱导的阈值。CAR-NK细胞由于其非MHC限制性，不会引起GVHD，来源广泛可迅速用于治疗患者。此外，在给予CAR-T细胞患者中观察到CRS或神经毒性等不良反应，而临床试验中使用CAR-NK细胞过继疗法无CRS、神经毒性或GVHD发生，包括IL-6在内炎症细胞因子水平未见增加。

目前，基于CAR-NK的目标受体包括NKG2D、HER2、CD19、CD20、CD7、CD3等。NK细胞表达的活化受体包括NCRs、DNAM-1等独立于CAR体系，又能与CAR系统相互协同，使原有肿瘤逃逸机制失效。此外，由CD16介导的NK细胞ADCC效应是一种额外肿瘤杀伤策略。CAR-NK构建可不局限于患者自体细胞，可使用脐带血细胞、诱导型多能干细胞，甚至使用永生化NK细胞系（NK-92）作为细胞来源。

（五）NK细胞质量控制

NK细胞作为一种直接输入人体的细胞产品，其质控必须考虑传染病、免疫排斥、外来污染等风险。NK细胞应用主要包括采集、运输、制备、检测、储存及回输等一系列过程。储存机构需要建立完善的检测机制以避免污染等风险，保障供者、受者及过程中可能涉及的采集、制备等相关人员健康安全，及时发现不合格情况，以便于采取措施，避免不良事件发生。具体包括以下几点：

（1）对终产品细胞制剂，应注明来源并加以标记或确定批号。

（2）培养的NK细胞终产品，细胞数量应满足临床最低需求，存活率应不低于90%。

（3）细胞的纯度与均一性：细胞回输前，应证明纯度和均一性达临床应用水平。

（4）每批培养细胞在输注前均应进行无菌实验。建议在培养开始后3~4 d起每间隔一定时间取培养液样品，包括患者输注前48 h取样，按《中国药典》（2020年版）生物制品无菌实验规程进行。患者使用前，取培养液及/或沉淀物用丫啶橙染色或革兰染色，追加一次污染物检测。

（5）每一批体细胞终制剂应留样检测支原体。如留样发现阳性结果或发现几次阳性结果后，应及时对生产过程进行检查。如在细胞制备早期发现有污染，应终止该批细胞制品继续制备。

（6）NK细胞制备终产品生物学功能：包括NK细胞杀伤功能，分泌细胞因子的能力，表达某种标志的水平等。

a. 细胞表面标志物：CD3、CD4、CD8、CD19、CD16、CD19、CD56等，这些标志物可以基本确定制备种产品免疫细胞组分和NK细胞的纯度。

b. 杀伤靶细胞功能活性标志：颗粒酶A、颗粒酶B、穿孔素等，它们能介导效应细胞对靶细胞进行溶解杀伤作用。

c. 免疫功能相关标志：IFN-γ，TNF-α，IL-2等可调节机体免疫系统反应性间接杀伤靶细胞。

（六）NK细胞制备及输注过程资料档案

从事体细胞制剂机构应具有自体免疫细胞制备及检定过程的原始记录和检定报告，永久保留。

二、NK细胞在血液肿瘤中的应用

（一）NK细胞在造血细胞移植中的应用

HLA匹配的异体造血细胞移植（hemopoietic cell transplantation，HCT）技术彻底改变了血液肿瘤患者的治疗，仍是大多数危重患者唯一治愈疗法。然而完全符合HLA供体给HCT带来障碍，目前临床上广泛使用HLA单倍相同（半匹配）或部分匹配的脐带血移植物，移植引起的排异反应和疾病复发仍是治疗失败主要原因。因此，需要安全、特异和有效的细胞疗法来缓解这些限制，或对某些肿瘤患者完全替代 HCT。2002 年，Ruggeri 等发现半相合 NK 细胞能有效促进造血干细胞清除瘤细胞，降低复发率。几年后，对非清髓性化疗后未进行 HCT 的 19 例 AML 患者输注半相合 NK 细胞，有 5 例出现供体 NK 细胞扩增和诱导完全血液学缓解，表明半相合 NK 细胞可在患者体内存活和增殖，并可单独使用或作为 HCT 辅助治疗手段。

供体 NK 细胞介导同种异体反应可通过移植物抗白血病（graft versus leukemia，GVL）效应杀死瘤细胞，通过消融受体 T 细胞促进移植，并通过消耗受体抗原提呈细胞和产生 IL-10 来预防 GVHD。在 HCT 中，供者 NK 细胞基因型是预测异源受者生存期和是否复发的一个强有力的独立因素。在一项针对 112 例高风险急性髓系白血病患者 HCT 研究中，接受同种异体 NK 细胞（n=51）患者由于供体 NK 细胞受体中缺失 HLA-Ⅰ类杀伤细胞免疫球蛋白样受体配体，移植后患者复发率显著降低相关（3% vs.47%），复发期患者移植后无事件生存期（34% vs. 6%，P=0.04）和缓解期移植患者无事件生存期（67% vs.18%）更长，复发或死亡风险降低。一项 Ⅰ期临床研究在HCT后2周和3周给予IL-15联合IL-21扩增的NK细胞，与历史上接受相同条件治疗方案但未输注NK细胞的HCT患者相比，白血病进展有所减缓（风险比0.527，*P*=0.042）。另一项Ⅰ期研究表明，多次的K562-IL21-41BBL扩增体系培养的NK细胞治疗（HCT后第2 d、7 d和28 d）可有效控制白血病复发。NK细胞在HCT前输注安全可行，NK细胞转移也可作为转入HCT的桥梁，有助于减轻疾病负担，使患者符合HCT条件。此外，HCT后NK细胞快速恢复与预后改善相关，NK功能受损可能是复发原因。

（二）NK细胞在非造血细胞移植中的应用

由于HCT局限性使其不能适用于所有患者，NK细胞也可在血液肿瘤中单独使用。在19例预后较差的AML患者中，同种异体NK细胞联合高剂量环磷酰胺和氟达拉滨治疗后，患者内源性IL-15显著升高，供体NK细胞大幅度扩增，并诱导完全的血液学缓解。随着对KIR错配机制进一步研究，过继NK细胞回输成为AML治疗的一种行之有效的策略，不仅可诱导患者肿瘤病情缓解，还可较长时间维持在缓解状态。13例接受 2.74×10^6/kg体重NK细胞的AML中，6例患者完全缓解，其中

3例分别在34个月、32个月和18个月后痊愈。另一项研究16例患者接受氟达拉滨/环磷酰胺联合全淋巴照射治疗，然后IL-2激活同种异体NK细胞过继免疫治疗，6例患者达到客观缓解。伴随NK细胞扩增技术发展，大剂量同种异体NK细胞输注在临床上得到应用，应用5×10^6/kg体重NK细胞治疗的17名AML患者中，中位随访时间为22.5个月，有9例无病存活，7例复发，中位复发时间为9个月。所有接受治疗患者都达到分子水平完全缓解，输注更多同种异体NK细胞可延长无病生存期。此外，同种异体NK细胞过继回输联合化疗有助于AML患者进一步缓解，微小残留病灶减少，长期复发率降低。

IL-2虽具刺激NK细胞作用，但同时刺激宿主Treg细胞，可抑制NK细胞在体内的增殖和扩张。Miller等通过NK细胞回输前1~2 d给予患者IL-2白喉毒素（IL-2DT）方法，清除患者Treg细胞，改善了CR率（53% vs.21%）和无病生存率（33% vs.5%），使用IL-2DT或低剂量照射也会增加NK细胞在骨髓中归巢和持久性，更好控制白血病。

（三）CAR-NK细胞在血液肿瘤中的应用

目前临床应用CAR-NK细胞进行治疗研究较少，在一项Ⅰ/Ⅱ期临床研究中，11名患者CLL患者接受抗CD-19 CAR-NK细胞治疗，其中8名患者（73%）有临床应答。这些患者中7例（4例淋巴瘤，3例慢性淋巴瘤）完全缓解。在注射CAR-NK细胞后30 d内，迅速出现控瘤反应，回输后CAR-NK细胞在患者体内低水平持续存在至少12个月。另一项研究用CD28和4-1BB共刺激结构域靶向CD33的第三代CAR转导NK-92细胞系，治疗3例复发或难治性AML患者，当输注NK细胞剂量达到$5×10^9$个细胞时，未见明显不良反应。

三、NK细胞在实体肿瘤中的应用

一项为期11年的随访研究表明，人体NK细胞毒性低将增加罹患肿瘤的风险。随着抑制性KIRs的发现及其在防止NK细胞杀死自我MHC-Ⅰ类分子表达的瘤细胞中发挥作用，学界开始研究使用同种异体供体NK细胞代替自体NK细胞用于实体瘤治疗的可能性。

（一）常规培养NK细胞的临床应用

同种异体NK细胞联合化疗+抗GD2单抗在13例儿童复发/难治性神经母细胞瘤临床研究中，11例接受29

次同种异体NK细胞治疗，有效率为61.5%（完全缓解4例，部分良好缓解1例，部分缓解3例），5例病情稳定；中位进展时间为274 d（范围239~568 d）；13例患者有10例（77%）存活1年。另一项难治性神经母细胞瘤 I 期临床试验中，35名患者接受从$1×10^6$到$50×10^6$ /kg体重5个剂量水平NK细胞治疗，10例（29%）完全或部分缓解，17人（47%）无反应，8人（23%）病情进展。这些研究表明同种异体NK细胞治疗联合抗GD2单抗的安全性强，NK细胞在较高剂量下具更好抗神经母细胞瘤活性，具有很好临床应用潜能，但仍需进一步证实。

同种异体NK细胞治疗复发性卵巢癌和乳腺癌的 II 期研究中，14例卵巢癌患者和6例乳腺癌患者接受平均剂量为$2.16×10^7$/kg体重的NK细胞治疗。其中9/13例（69%）未经全身放疗患者和6/7例（85%）经过全身放疗患者在回输NK细胞后7 d检测到供体DNA，1例在体内成功进行供体NK细胞扩增。一项针对8例高危复发多发性骨髓瘤患者研究中，将通过K562-41BBL-IL15滋养细胞扩增的NK细胞以$1×10^8$/kg体重的剂量输注给患者，随后每日给药IL-2，其中5例中观察到明显NK细胞体内增殖，在第7 d或近7 d达峰值，供体NK细胞占受体循环 NK 细胞的 90%，未发生 NK 细胞治疗相关的严重不良事件。1 例患者部分应答，1 例疾病进展速度减慢，5 例病情进展不受 NK 细胞治疗影响，证实大剂量 NK 细胞治疗安全性，初步表明 NK 细胞在患者体内是否增殖是临床预后的关键因素。

（二）基于 NK 瘤细胞系的临床应用

基于 NK-92 细胞系易于培养和扩增的特性，一些研究者也将其应用于临床治疗难治性和耐药的肿瘤，在剂量递增实验中，7 例患者接受 $1 \times 10^9/m^2$ 体表面积、6 例患者接受 $3 \times 10^9/m^2$ 体表面积、2 例患者接受 $10 \times 10^9/m^2$ 体表面积的 NK-92 细胞治疗，所有患者对回输剂量耐受，未见严重不良反应，3 名晚期肺癌耐药患者出现控瘤应答，清除肿瘤转移灶。另一项应用 NK-92 细胞系治疗难治性转移性肾细胞癌的 I 期临床研究中，12 例患者 1 例发生 3 级发热和 1 例发生 4 级低血糖，所有不良反应均为一过性反应，未经治疗自动恢复，1 例在 NK-92 回输后 4 年仍存活。

（三）CAR-NK 在实体瘤中的临床应用

在 CAR-NK 细胞治疗实体瘤临床研究中，将 NK 细胞受体 NKG2D 胞外结构域与 DAP12 融合，采用 RNA 电穿孔的方法构建CAR来改善NK细胞肿瘤反应，降低了临床应用风险。NKG2D-CAR-NK表达显著增强了NK细胞在体外对几种实体瘤细胞系细胞溶解活性，并对已建立实体瘤的小鼠提供明显治疗效益。3例转移性结直肠癌患者接受CAR-NK细胞局部输注治疗，2例腹腔输注低剂量CAR-NK细胞患者，腹水产生减少，腹水样本中肿瘤细胞数量显著减少；另1例患者在肝转移瘤部位接受超声引导下经皮注射，然后腹腔内灌注CAR-NK细胞，多普勒超声成像观察到肝脏区域肿瘤迅速消退，PET-CT证实治疗后肝脏病变完全代谢应答。该研究结果强调使用RNA CAR-NK细胞治疗转移性结直肠癌良好治疗潜力。

在NK细胞治疗实体瘤的临床研究中，NK细胞治疗具有良好安全性，初步结果发现治疗效果可能与细胞剂量有关，目前在临床上应用包括难治性和转移性肺癌、肝癌、肾癌、结直肠癌。需开展均质化较高前瞻性随机对照临床研究来进一步确定对患者临床症状、免疫状态、生存质量和生存期的影响。

参考文献

1. Daher M，Melo Garcia L，Li Y，et al CAR-NK cells：the next wave of cellular therapy for cancer. Clin Transl Immunology，2021，10（4）：e1274.

2. Morgan RA，Dudley ME，Wunderlich JR，et al. Cancer regression in patients after transfer of genetically engineered lymphocytes. Science，2006，314（5796）：126-129.

3. Robbins P F，Kassim S H，Tran T L，et al. A pilot trial using lymphocytes genetically engineered with an NYESO-1-reactive T-cell receptor：long-term follow-up and correlates with response. Clin Cancer Res，2015，21（5）：1019-1027.

4. Rosenberg SA，Yang JC，Sherry RM，et al. Durable complete responses in heavily pretreated patients with metastatic melanoma using T-cell transfer immunotherapy. Clin Cancer Res，2011，17（13）：4550-4557.

5. Creelan B，Wang C，Teer J，et al. Abstract CT056：Durable Complete Responses to Adoptive Cell Transfer Using Tumor Infiltrating Lymphocytes（TIL）in Non-Small Cell

Lung Cancer（NSCLC）：A Phase I Trial. Cancer Res，2020，80：CT056-6.

6. Chong EA，Ruella M，Schuster SJ. Lymphoma Program Investigators at the University of Pennsylvania. Five-Year Outcomes for Refractory B-Cell Lymphomas with CAR T-Cell Therapy. N Engl J Med，2021，384（7）：673-674.

7. Ali SA，Shi V，Maric I，et al. T cells expressing an anti-B-cell maturation antigen chimeric antigen receptor cause remissions of multiple myeloma. Blood 2016；128（13）：1688-1700.

8. Narayan V，Barber-Rotenberg JS，Jung IY，et al. PSMA-targeting TGFβ-insensitive armored CAR T cells in metastatic castration-resistant prostate cancer：a phase 1 trial. Nat Med，2022，28，724-734.

9. Robbins PF，Morgan RA，Feldman SA，et al. Tumor regression in patients with metastatic synovial cell sarcoma and melanoma using genetically engineered lymphocytes reactive with NY-ESO-1. J Clin Oncol，2011，29（7）：917-924.

10. Nagarsheth NB，Norberg SM，Sinkoe AL，et al. TCR-

engineered T cells targeting E7 for patients with metastatic HPV-associated epithelial cancers. Nat Med, 2021, 27 (3): 419-425.

11. Gong Y, Klein Wolterink RGJ, Wang J, et al. Chimeric antigen receptor natural killer (CAR-NK) cell design and engineering for cancer therapy. J Hematol Oncol, 2021, 14 (1): 73.

12. Liu E, Marin D, Banerjee P, et al. Use of CAR-Transduced Natural Killer Cells in CD19-Positive Lymphoid Tumors. N Engl J Med, 2020, 382 (6): 545-553.

13. Hegde M, Mukherjee M, Grada Z, et al. Tandem CAR T cells targeting HER2 and IL13Rα2 mitigate tumor antigen escape. J Clin Invest, 2021, 131 (13): e152477.

14. Zhang J, Hu Y, Yang J, et al. Non-viral, specifically targeted CAR-T cells achieve high safety and efficacy in B-NHL. Nature, 2022, 609, 369-374.

15. Zhang Y, Zhang X, Cheng C, et al. CRISPR-Cas9 mediated LAG-3 disruption in CAR-T cells. Front Med, 2017, 11 (4): 554-562.

16. Liu G, Rui W, Zheng H, et al. CXCR2-modified CAR-

T cells have enhanced trafficking ability that improves treatment of hepatocellular carcinoma. Eur. J. Immunol, 2020, 50 (5): 712-724.

17. Miller IC, Zamat A, Sun LK, et al. Enhanced intratumoural activity of CAR T cells engineered to produce immunomodulators under photothermal control. Nat Biomed Eng, 2021, 5 (11): 1348-1359.

18. Wu Y, Liu Y, Huang Z, et al. Control of the activity of CAR-T cells within tumours via focused ultrasound. Nat Biomed Eng, 2021, 5 (11): 1336-1347.

19. Hernandez-Lopez RA, Yu W, Cabral KA, et al. T cell circuits that sense antigen density with an ultrasensitive threshold. Science, 2021, 371 (6534): 1166-1171.

20. Li W, Qiu S, Chen J, et al. Chimeric Antigen Receptor Designed to Prevent Ubiquitination and Downregulation Showed Durable Antitumor Efficacy. Immunity, 2020, 53 (2): 456-470.e6.

21. Singh N, Frey NV, Engels B, et al. Antigen-independent activation enhances the efficacy of 4-1BB-costimulated CD22 CAR T cells. Nat Med, 2021, 27 (5):

842-850.

22.GMP附录-细胞治疗产品（征求意见稿），2022。

23.免疫细胞治疗产品药学研究与评价技术指导原则（试行），2022。

24.细胞治疗产品生产质量管理指南（试行），2022。

25.CAR-T细胞制剂制备管理规范治，2018。

26.孟淑芳，王佑春，吴雪伶，等. CAR-T细胞治疗产品质量控制检测研究及非临床研究考虑要点. 中国药事，2018，32（6）：831-852.

27.樊代明主编. 整合肿瘤学·临床卷.北京：科学出版社，2021.

28.樊代明主编.整合肿瘤学·基础卷.西安：世界图书出版西安有限公司，2021.

29.Shah BD, Ghobadi A, Oluwole OO, et al. KTE-X19 for relapsed or refractory adult B-cell acute lymphoblastic leukaemia: phase 2 results of the single-arm, open-label, multicentre ZUMA -3 study. The Lancet, 2021, 398（10299）：491-502.

30.Zhao X, Yang J, Zhang X, et al. Efficacy and Safety of CD28- or 4-1BB-Based CD19 CAR-T Cells in B Cell

Acute Lymphoblastic Leukemia. Mol Ther Oncolytics, 2020, 18: 272-281.

31. Wang S, Wang X, Ye C, et al. Humanized CD19-targeted chimeric antigen receptor T (CAR-T) cells for relapsed/refractory pediatric acute lymphoblastic leukemia. Am J Hematol, 2021, 96 (5): E162-165.

32. Zhang C, He J, Liu L, et al. Novel CD19 chimeric antigen receptor T cells manufactured next-day for acute lymphoblastic leukemia. Blood Cancer J, 2022, 12 (6): 1-9.

33. Wang Y, Tong C, Dai H, et al. Low-dose decitabine priming endows CAR T cells with enhanced and persistent antitumour potential via epigenetic reprogramming. Nat Commun, 2021, 12 (1): 409.

34. Zhang C, Wang XQ, Zhang RL, et al. Donor-derived CD19 CAR-T cell therapy of relapse of CD19-positive B-ALL post allotransplant. Leukemia, 2021, 35 (6): 1563-1570.

35. Lu P, Liu Y, Yang J, et al. Naturally selected CD7 CAR-T therapy without genetic manipulations for T-ALL/

LBL: first-in-human phase 1 clinical trial. Blood, 2022, 140 (4): 321-334.

36. Hu Y, Zhou Y, Zhang M, et al. Genetically modified CD7-targeting allogeneic CAR-T cell therapy with enhanced efficacy for relapsed/refractory CD7-positive hematological malignancies: a phase I clinical study. Cell Res, 2022, 32 (11): 995-1007.

37. 中国抗癌协会血液肿瘤专业委员会，中华医学会血液学分会白血病淋巴瘤学组. 中国成人急性淋巴细胞白血病诊断与治疗指南（2021年版）. 中华血液学杂志, 2021, 42 (9): 705-716.

38. Pan J, Tan Y, Deng B, et al. Frequent occurrence of CD19-negative relapse after CD19 CAR T and consolidation therapy in 14 TP53-mutated r/r B-ALL children. Leukemia, 2020, 34 (12): 3382-3387.

39. Hu GH, Zhao XY, Zuo YX, et al. Unmanipulated haploidentical hematopoietic stem cell transplantation is an excellent option for children and young adult relapsed/refractory Philadelphia chromosome-negative B-cell acute lymphoblastic leukemia after CAR-T-cell therapy. Leu-

kemia，2021，35（11）：3092-3100.

40. Zhang Y，Li S，Wang Y，et al. A novel and efficient CD22 CAR-T therapy induced a robust antitumor effect in relapsed/refractory leukemia patients when combined with CD19 CAR-T treatment as a sequential therapy. Exp Hematol Oncol，2022，11（1）：15.

41. 韩为东，梁爱斌，钱文斌. CAR T 细胞治疗 NHL 毒副作用临床管理路径指导原则. 北京：清华大学出版社，2021.

42. 中华医学会血液学分会白血病淋巴瘤学组，中国抗癌协会血液肿瘤专业委员会造血干细胞移植与细胞免疫治疗学组. 嵌合抗原受体 T 细胞治疗相关神经系统毒副反应管理中国专家共识（2022年版）. 中华血液学杂志，2022，43：96-101.

43. 中国医师协会血液科医师分会，中华医学会儿科学分会血液学组，噬血细胞综合征中国专家联盟. 中国噬血细胞综合征诊断与治疗指南（2022年版）. 中华医学杂志，2022，102：1492-1499.

44. Xu Y，Mou J，Wang Y，et al. Regulatory T cells promote the stemness of leukemia stem cells through IL10 cy-

tokine-related signaling pathway. Leukemia，2022，36（2）：403-415.

45. Chen N，Xu Y，Mou J，et al. Correction：Targeting of IL-10R on acute myeloid leukemia blasts with chimeric antigen receptor-expressing T cells. Blood Cancer J，2022，12（3）：42.

46. 中国医师协会血液科医师分会，中华医学会血液学分会. 中国多发性骨髓瘤诊治指南（2022年修订）. 中华内科杂志，2022，61（5）：480-487.

47. 中国医师协会血液科医师分会，中华医学会血液学分会. 嵌合抗原受体T细胞治疗多发性骨髓瘤中国血液临床专家共识（2022年版）. 中华血液学杂志，2022，43（4）：265-271.

48. He SL，Cheng YH，Wang D，et al. Anti-BCMA CAR-T Cell Therapy in Relapsed or Refractory Multiple Myeloma Patients with Impaired Renal Function. Curr Med Sci，2021，41（3）：474-481.

49. Qi K，Yan Z，Cheng H，et al. An Analysis of Cardiac Disorders Associated With Chimeric Antigen Receptor T Cell Therapy in 126 Patients：A Single-Centre Retro-

spective Study. Front Oncol，2021，11：691064.

50.Cao W，Wei J，Wang N，et al. Entecavir prophylaxis for hepatitis B virus reactivation in patients with CAR T-cell therapy. Blood，2020，136（4）：516-519.

51.中国临床肿瘤学会指南工作委员会.中国临床肿瘤学会（CSCO）CAR-T细胞治疗恶性血液病及免疫靶向治疗相关感染管理指南.2022.

52.Locke FL，Miklos DB，Jacobson CA，et al. Axicabtagene Ciloleucel as Second-Line Therapy for Large B-Cell Lymphoma. N Engl J Med，2022，386（7）：640-654.

53.Neelapu SS，Dickinson M，Munoz J，et al. Axicabtagene ciloleucel as first-line therapy in high-risk large B-cell lymphoma：the phase 2 ZUMA-12 trial. Nat Med，2022，28（4）：735-742.

54.Jacobson CA，Chavez JC，Sehgal AR，et al. Axicabtagene ciloleucel in relapsed or refractory indolent non-Hodgkin lymphoma（ZUMA-5）：a single-arm, multicentre，phase 2 trial. Lancet Oncol，2022，23（1）：91-103.

55. Ying Z，Zou D，Yang H，et al. Preliminary efficacy and safety of Relmacabtagene autoleucel（Carteyva）in adults with relapsed / refractory follicular lymphoma in China：A phase I/II clinical trial. Am J Hematol，2022，97（12）：E436-E438.

56. Wang M，Munoz J，Goy A，et al. KTE-X19 CAR T-Cell Therapy in Relapsed or Refractory Mantle-Cell Lymphoma. N Engl J Med，2020，382（14）：1331-1342.

57. Wen Y，Wei H，Xiaoc C，et al. Benefits of Chimeric Antigen Receptor T-Cell Therapy for B-Cell Lymphoma. Front Genet，2022，12：815679.

58. Kovalovsky D，Yoon JH，Cyr MG，et al. Siglec-6 is a target for chimeric antigen receptor T-cell treatment of chronic lymphocytic leukemia. Leukemia，2021，35（9）：2581-2591.

59. Siddiqi T，Soumerai JD，Dorritie KA，et al. Phase 1 TRANSCEND CLL 004 study of lisocabtagene maraleucel in patients with relapsed / refractory CLL or SLL. Blood，2022，139（12）：1794-1806.

60. Melenhorst JJ，Chen GM，Wang M，et al. Decade-long

leukaemia remissions with persistence of CD4（+）CAR T cells. Nature，2022，602（7897）：503-509.

61. Gill S，Vides V，Frey NV，et al. Anti-CD19 CAR T Cells in Combination with Ibrutinib for the Treatment of Chronic Lymphocytic Leukemia. Blood adv，2022，6（21）：5774-5785.

62. Liu E，Marin D，Banerjee P，et al. Use of CAR-Transduced Natural Killer Cells in CD19-Positive Lymphoid Tumors. New Engl J Med，2020，382（6）：545-553.

63. Sang W，Wang X，Geng H，et al. Anti-PD-1 Therapy Enhances the Efficacy of CD30-Directed Chimeric Antigen Receptor T Cell Therapy in Patients With Relapsed/Refractory CD30+ Lymphoma. Front Immunol，2022，13：858021.

64. Zhang P，Yang X，Cao Y，et al. Autologous stem cell transplantation in tandem with Anti-CD30 CAR T-cell infusion in relapsed/refractory CD30（+）lymphoma. Exp Hematol Oncol，2022，11（1）：72.

65. Wang D，Zeng C，Xu B，et al. Anti-CD30 chimeric antigen receptor T cell therapy for relapsed/refractory CD30

(＋) lymphoma patients. Blood Cancer J, 2020, 10 (1): 8.

66. Zhang M, Chen D, Fu X, et al. Autologous Nanobody- Derived Fratricide- Resistant CD7-CAR T-cell Therapy for Patients with Relapsed and Refractory T-cell Acute Lymphoblastic Leukemia/Lymphoma. Clin Cancer Res, 2022, 28 (13): 2830-2843.

67. Pan J, Tan Y, Wang G, et al. Donor-Derived CD7 Chimeric Antigen Receptor T Cells for T-Cell Acute Lymphoblastic Leukemia: First-in-Human, Phase I Trial. J Clin Oncol, 2021, 39 (30): 3340-3351.

68. Hu Y, Zhou Y, Zhang M, et al. Genetically modified CD7-targeting allogeneic CAR-T cell therapy with enhanced efficacy for relapsed/refractory CD7-positive hematological malignancies: a phase I clinical study. Cell Res, 2022, 32 (11): 995-1007.

69. Lu P, Liu Y, Yang J, et al. Naturally selected CD7 CAR-T therapy without genetic manipulations for T-ALL/ LBL: first-in-human phase 1 clinical trial. Blood, 2022, 140 (4): 321-334.

70. Dai Z，Mu W，Zhao Y，et al. T cells expressing CD5/CD7 bispecific chimeric antigen receptors with fully human heavy-chain-only domains mitigate tumor antigen escape. Signal Transduct Target Ther，2022，7（1）：85.

71. Sang W，Wang X，Geng H，et al. Anti-PD-1 Therapy Enhances the Efficacy of CD30-Directed Chimeric Antigen Receptor T Cell Therapy in Patients With Relapsed/Refractory CD30 + Lymphoma. Front Immunol，2022，13：858021.

72. Wu Y，Chen D，Lu Y，et al. A new immunotherapy strategy targeted CD30 in peripheral T-cell lymphomas：CAR-modified T-cell therapy based on CD30 mAb. Cancer Gene Ther，2022，29（2）：167-177.

73. Dai Z，Mu W，Zhao Y，et al.The rational development of CD5-targeting biepitopic CARs with fully human heavy-chain-only antigen recognition domains. Mol Ther，2021，29（9）：2707-2722.

74. Baek JH，Park DJ，Kim GY，et al. Clinical Implications of Claudin18.2 Expression in Patients With Gastric Can-

cer. Anticancer Res, 2019, 39 (12): 6973-6979.

75. Qi CS, Gong JF, Li J, et al. Claudin18.2-specific CAR T cells in gastrointestinal cancers: phase 1 trial interim results. Nat Med, 2022, 28 (6): 1189-1198.

76. Klampatsa A, V Dimou, SM Albelda.Mesothelin-targeted CAR-T cell therapy for solid tumors. Expert Opin Biol Ther, 2021, 21 (4): 473-486.

77. Mohtar MA, Syafruddin SE, Nasir SN, et al. Revisiting the Roles of Pro-Metastatic EpCAM in Cancer. Biomolecules, 2020, 10 (2): 255.

78. Fang W, Luo T, Lu Z et al. 737MO EpCAM-targeted CAR-T cell therapy in patients with advanced colorectal and gastric cancers. Annals of Oncology, 2022, 33: S880-881.

79. 143. Wallstabe L, Göttlich C, Nelke LC, et al. ROR1-CAR T cells are effective against lung and breast cancer in advanced microphysiologic 3D tumor models. JCI Insight, 2019, 4: e126345.

80. D'Angelo SP, Van Tine BA, Attia S, et al. SPEAR-HEAD-1: A phase 2 trial of afamitresgene autoleucel

（Formerly ADP-A2M4）in patients with advanced syno-
vial sarcoma or myxoid/round cell liposarcoma. J Clin On-
col，2021，39（15_suppl）：11504-11504.

81. Meng F，Zhao J，Tan AT，et al. Immunotherapy of
HBV-related advanced hepatocellular carcinoma with
short-term HBV-specific TCR expressed T cells：re-
sults of dose escalation，phase I trial. Hepatol Int，
2021，15（6）：1402-1412.

82. Leidner R，Sanjuan Silva N，Huang H，et al. Neoanti-
gen T-Cell Receptor Gene Therapy in Pancreatic Cancer.
N Engl J Med，2022，386（22）：2112-2119.

83. Doran SL，Stevanovic S，Adhikary S，et al. T-Cell Re-
ceptor Gene Therapy for Human Papillomavirus-Associ-
ated Epithelial Cancers：A First-in-Human，Phase I/II
Study. J Clin Oncoly，2019，37（30）：2759-2768.

84. Ishihara M，Kitano S，Kageyama S，et al. NY-ESO-1-
specific redirected T cells with endogenous TCR knock-
down mediate tumor response and cytokine release syn-
drome. J Immunother Cancer，2022，10（6）.

85. Hong DS，Van Tine BA，Olszanski AJ，et al. Phase I

dose escalation and expansion trial to assess the safety and efficacy of ADP-A2M4 SPEAR T cells in advanced solid tumors. J Clin Oncol, 2020, 38 (15_suppl): 102-102.

86. Neelapu SS, Tummala S, Kebriaei P, et al. Chimeric antigen receptor T-cell therapy - assessment and management of toxicities. Nat Rev Clin Oncol, 2018, 15 (1): 47-62.

87. Lee DW, Santomasso BD, Locke FL, et al. ASTCT Consensus Grading for Cytokine Release Syndrome and Neurologic Toxicity Associated with Immune Effector Cells. Biol Blood Marrow Transplant, 2019, 25 (4): 625-638.

88. Cameron BJ, Gerry AB, Dukes J, et al. Identification of a Titin-derived HLA-A1-presented peptide as a cross-reactive target for engineered MAGE A3-directed T cells. Sci Transl Med, 2013, 5 (197): 197ra03.

89. Feist M, Zhu Z, Dai E, et al. Oncolytic virus promotes tumor-reactive infiltrating lymphocytes for adoptive cell therapy. Cancer Gene Ther, 2021, 28 (1-2): 98-111.

90. Dafni U, Michielin O, Lluesma SM, et al. Efficacy of adoptive therapy with tumor-infiltrating lymphocytes and recombinant interleukin-2 in advanced cutaneous melanoma: A systematic review and meta-analysis. Ann Oncol, 2019, 30 (12): 1902-1913.

91. Sarnaik A, Khushalani NI, Chesney JA, et al. Long-term follow up of lifileucel (LN-144) cryopreserved autologous tumor infiltrating lymphocyte therapy in patients with advanced melanoma progressed on multiple prior therapies. J Clin Oncol, 2020, 38 (15_suppl): 10006.

92. Jazaeri AA, Zsiros E, Amaria RN, et al. Safety and efficacy of adoptive cell transfer using autologous tumor infiltrating lymphocytes (LN-145) for treatment of recurrent, metastatic, or persistent cervical carcinoma. J Clin Oncol, 2019, 37 (15_suppl): 2538.

93. Palmer DC, Webber BR, Patel Y, et al. Internal checkpoint regulates T cell neoantigen reactivity and susceptibility to PD1 blockade. Med (N Y), 2022, 3 (10): 682-704.e8.

94. Sarnaik A, Khushalani NI, Chesney JA, et al. Safety

and efficacy of cryopreserved autologous tumor infiltrating lymphocyte therapy (LN-144, lifileucel) in advanced metastatic melanoma patients who progressed on multiple prior therapies including anti-PD-1. J Clin Oncol, 2019, 37 (15_suppl): 2518-2518.

95.Kverneland AH, Borch TH, Granhøj J, et al. Bone marrow toxicity and immune reconstitution in melanoma and non-melanoma solid cancer patients after non-myeloablative conditioning with chemotherapy and checkpoint inhibition. Cytotherapy, 2021, 23 (8): 724-729.

96. Peng Q, Qiu X, Zhang Z, et al. PD-L1 on dendritic cells attenuates T cell activation and regulates response to immune checkpoint blockade. Nat Commun, 2020, 11 (1): 4835.

97.Fulbright OJ, Forget MA, Haymaker C, et al. Isolation and Maintenance of Tumor-Infiltrating Lymphocytes for Translational and Clinical Applications: Established Methods and New Developments. Methods Mol Biol, 2022, 2435: 43-71.

98. Kooragayala K, Lou J, Hong YK. Adoptive Cellular

Therapy for Metastatic Melanoma: The Road to Commer-cialization and Treatment Guidelines for Clinicians. Ann Surg Oncol, 2022.

99. Granhøj JS, Witness Præst Jensen A, Presti M, et al. Tumor-infiltrating lymphocytes for adoptive cell therapy: recent advances, challenges, and future directions. Expert Opin Biol Ther, 2022, 22 (5): 627-641.

100. Lasvergnas J, Naigeon M, Chouahnia K, et al. Adoptive cell therapies in thoracic malignancies. Cancer Immunol Immunother, 2022, 71 (9): 2077-2098.

101. Son J, George GC, Nardo M, et al. Adoptive cell therapy in gynecologic cancers: A systematic review and meta-analysis. Gynecol Oncol, 2022, 165 (3): 664-670.

102. Kverneland AH, Chamberlain CA, Borch TH, et al. Adoptive cell therapy with tumor-infiltrating lympho-cytes supported by checkpoint inhibition across multiple solid cancer types. J Immunother Cancer, 2021; 9 (10): e003499.

103. Diaz-Cano I, Paz-Ares L, Otano I. Adoptive tumor in-

filtrating lymphocyte transfer as personalized immuno-
therapy. Int Rev Cell Mol Biol, 2022, 370: 163-192.

104.Zhu Y, Zhou J, Zhu L, et al. Adoptive tumor infiltrat-
ing lymphocytes cell therapy for cervical cancer. Hum
Vaccin Immunother, 2022, 18 (5): 2060019.

105. Van Braeckel-Budimir N, Dolina JS, Wei J, et al.
Combinatorial immunotherapy induces tumor-infiltrat-
ing CD8 + T cells with distinct functional, migratory,
and stem-like properties. J Immunother Cancer, 2021,
9 (12): e003614.

106. Finck AV, Blanchard T, Roselle CP, et al. Engi-
neered cellular immunotherapies in cancer and beyond.
Nat Med, 2022, 28 (4): 678-689.

107.Yoshikawa T, Wu Z, Inoue S, et al. Genetic ablation
of PRDM1 in antitumor T cells enhances therapeutic effi-
cacy of adoptive immunotherapy. Blood, 2022, 139
(14): 2156-2172.

108.Seitter SJ, Sherry RM, Yang JC, et al. Impact of Prior
Treatment on the Efficacy of Adoptive Transfer of Tu-
mor-Infiltrating Lymphocytes in Patients with Metastat-

ic Melanoma. Clin Cancer Res, 2021, 27 (19): 5289-5298.

109. Martín-Otal C, Navarro F, Casares N, et al. Impact of tumor microenvironment on adoptive T cell transfer activity. Int Rev Cell Mol Biol, 2022, 370: 1-31.

110. Feng H, Qiu L, Shi Z, et al. Modulation of intracellular kinase signaling to improve TIL stemness and function for adoptive cell therapy. Cancer Med, 2022.

111. Kristensen NP, Heeke C, Tvingsholm SA, et al. Neoantigen-reactive CD8+ T cells affect clinical outcome of adoptive cell therapy with tumor-infiltrating lymphocytes in melanoma. J Clin Invest, 2022, 132 (2): e150535.

112. Huang H, Nie CP, Liu XF, et al. Phase I study of adjuvant immunotherapy with autologous tumor-infiltrating lymphocytes in locally advanced cervical cancer. J Clin Invest, 2022, 132 (15): e157726.

113. Nelson MA, Ngamcherdtrakul W, Luoh SW, et al. Prognostic and therapeutic role of tumor-infiltrating lymphocyte subtypes in breast cancer. Cancer Metastasis

Rev, 2021, 40 (2): 519-536.

114. Cherkassky L, Hou Z, Amador-Molina A, et al. Regional CAR T cell therapy: An ignition key for systemic immunity in solid tumors. Cancer Cell, 2022, 40 (6): 569-574.

115. Zhang X, Yang J, Zhang G, et al. 5 years of clinical DC-CIK/NK cells immunotherapy for acute myeloid leukemia - a summary. Immunotherapy, 2020, 12 (1): 63-74.

116. Frank MJ, Olsson N, Huang A, et al. A novel antibody-cell conjugation method to enhance and characterize cytokine-induced killer cells. Cytotherapy, 2020, 22 (3): 135-143.

117. Dalla Pietà A, Cappuzzello E, Palmerini P, et al. Innovative therapeutic strategy for B-cell malignancies that combines obinutuzumab and cytokine-induced killer cells. J Immunother Cancer, 2021, 9 (7): e002475.

118. Liu YF, Zhang Z, Tian YG, et al. Long-term clinical efficacy of cytokine-induced killer cell-based immunotherapy in early-stage esophageal squamous cell carci-

noma. Cytotherapy, 2022, 24（5）: 526-533.

119.Xu KY, Meng ZJ, Mu XX, et al. One Single Site Clinical Study: To Evaluate the Safety and Efficacy of Immunotherapy With Autologous Dendritic Cells, Cytokine-Induced Killer Cells in Primary Hepatocellular Carcinoma Patients. Front Oncol, 2020, 10: 581270.

120. Haber PK, Puigvehi M, Castet F, et al. Evidence-Based Management of Hepatocellular Carcinoma: Systematic Review and Meta-analysis of Randomized Controlled Trials（2002-2020）. Gastroenterology, 2021, 161（3）: 879-898.

121.Liu G, Chen D, Zhao X, et al. Efficacy of DC-CIK Immunotherapy Combined with Chemotherapy on Locally Advanced Gastric Cancer. J Oncol, 2022; 2022: 5473292.

122.Hu G, Zhong K, Wang S, et al. Cellular immunotherapy plus chemotherapy ameliorates survival in gastric cancer patients: a meta - analysis. Int J Clin Oncol, 2020, 25（10）: 1747-1756.

123.Pan QZ, Gu JM, Zhao JJ, et al. Retrospective analysis

of the efficacy of cytokine - induced killer cell immuno-therapy combined with first - line chemotherapy in patients with metastatic colorectal cancer. Clin Transl Immunology, 2020, 9 (2): e1113.

124. Zhang Y, Wu X, Sharma A, et al. Anti−CD40 predominates over anti−CTLA−4 to provide enhanced antitumor response of DC−CIK cells in renal cell carcinoma. Front Immunol, 2022, 13: 925633.

125. Zhao L, Li T, Song Y, et al. High Complete Response Rate in Patients With Metastatic Renal Cell Carcinoma Receiving Autologous Cytokine−Induced Killer Cell Therapy Plus Anti−Programmed Death−1 Agent: A Single−Center Study. Front Immunol, 2021, 12: 779248.

126. Yang Y, Wang RQ, Zhong YM, et al. Efficacy of Enhanced Cytokine−Induced Killer Cells as an Adjuvant Immunotherapy for Renal Cell Carcinoma: Preclinical and Clinical Studies. J Healthc Eng, 2021, 2021: 5709104.

127. Liu L, Zhang W, Qi X, et al. Randomized study of autologous cytokine−induced killer cell immunotherapy in

metastatic renal carcinoma. Clin Cancer Res，2012，18
（6）：1751-1759.

128. Wang X，Qiao G，Jiang N，et al. Serial assessment of
circulating T lymphocyte phenotype and receptor reper-
toire during treatment of non-muscle invasive bladder
cancer with adoptive T cell immunotherapy. Am J Can-
cer Res，2021，11（4）：1709-1718.

129. Wang Z，Li Y，Wang Y，et al. Targeting prostate can-
cer stem-like cells by an immunotherapeutic platform
based on immunogenic peptide-sensitized dendritic
cells-cytokine-induced killer cells. Stem Cell Res Ther，
2020，11（1）：123.

130. Liu L，Gao Q，Jiang J，et al. Randomized，multi-
center，open-label trial of autologous cytokine-in-
duced killer cell immunotherapy plus chemotherapy for
squamous non-small-cell lung cancer：NCT01631357.
Signal Transduct Target Ther，2020，（1）：244.

131. Zhou L，Xiong Y，Wang Y，et al. A Phase IB Trial of
Autologous Cytokine-Induced Killer Cells in Combina-
tion with Sintilimab，Monoclonal Antibody Against Pro-

grammed Cell Death-1, plus Chemotherapy in Patients with Advanced Non - Small-Cell Lung Cancer. Clin Lung Cancer, 2022, 23 (8): 709-719.

132. Ma B, Zhou Y, Shang Y, et al. Sintilimab maintenance therapy post first-line cytokine-induced killer cells plus chemotherapy for extensive-stage small cell lung cancer. Front Oncol, 2022, 12: 852885.

133. Kou F, Wu L, Zhu Y, et al. Somatic copy number alteration predicts clinical benefit of lung adenocarcinoma patients treated with cytokine-induced killer plus chemotherapy. Cancer Gene Ther, 2022, 29 (8-9): 1153-1159.

134. Liang S, Sun M, Lu Y, et al. Cytokine-induced killer cells-assisted tumor-targeting delivery of Her-2 monoclonal antibody-conjugated gold nanostars with NIR photosensitizer for enhanced therapy of cancer. J Mater Chem B, 2020, 8 (36): 8368-8382.

135. Feng T, Luo X, Cao W, et al. Effects of CIK Cell Therapy Combined with Camrelizumab on the Quality of Life in Patients with Nasopharyngeal Carcinoma and Analy-

sis of Prognostic Factors. Computational Intelligence and Neuroscience, 2022, 2022: 5655009.

136.Grzywacz B, Moench L, McKenna D Jr, et al. Natural Killer Cell Homing and Persistence in the Bone Marrow After Adoptive Immunotherapy Correlates With Better Leukemia Control. J Immunother, 2019, 42 (2): 65-72.

137.Thangaraj JL, Phan MT, Kweon S, et al. Expansion of cytotoxic natural killer cells in multiple myeloma patients using K562 cells expressing OX40 ligand and membrane-bound IL-18 and IL-21. Cancer Immunol Immunother, 2022, 71 (3): 613-625.

138.Liu Y, Wu HW, Sheard MA, et al. Growth and activation of natural killer cells ex vivo from children with neuroblastoma for adoptive cell therapy. Clin Cancer Res, 2013, 19 (8): 2132-2143.

139.Michen S, Frosch J, Füssel M, et al. Artificial feeder cells expressing ligands for killer cell immunoglobulin-like receptors and CD94/NKG2A for expansion of functional primary natural killer cells with tolerance to self.

Cytotherapy, 2020, 22 (7): 354-368.

140. Heinze A, Grebe B, Bremm M, et al. The Synergistic Use of IL-15 and IL-21 for the Generation of NK Cells From CD3/CD19-Depleted Grafts Improves Their ex vivo Expansion and Cytotoxic Potential Against Neuroblastoma: Perspective for Optimized Immunotherapy Post Haploidentical Stem Cell Transplantation. Front Immunol, 2019, 10: 2816.

141. Choi YH, Lim EJ, Kim SW, et al. Correction to: IL-27 enhances IL-15/IL-18-mediated activation of human natural killer cells. J Immunother Cancer 2019; 7 (1): 211. Erratum for: J Immunother Cancer 2019; 7 (1): 168.

142. Li F, Sheng Y, Hou W, et al. CCL5-armed oncolytic virus augments CCR5-engineered NK cell infiltration and antitumor efficiency. J Immunother Cancer, 2020, 8 (1): e000131.

143. Liu M, Meng Y, Zhang L, et al. High-efficient generation of natural killer cells from peripheral blood with preferable cell vitality and enhanced cytotoxicity by com-

bination of IL-2, IL-15 and IL-18. Biochem Biophys Res Commun, 2021, 534: 149-156.

144. Zhang C, Röder J, Scherer A, et al. Bispecific antibody-mediated redirection of NKG2D-CAR natural killer cells facilitates dual targeting and enhances antitumor activity. J Immunother Cancer, 2021, 9 (10): e002980.

145. Chan YLT, Zuo J, Inman C, et al. NK cells produce high levels of IL-10 early after allogeneic stem cell transplantation and suppress development of acute GVHD. Eur J Immunol, 2018, 48 (2): 316-329.

146. Björklund AT, Carlsten M, Sohlberg E, et al. Complete Remission with Reduction of High-Risk Clones following Haploidentical NK-Cell Therapy against MDS and AML. Clin Cancer Res, 2018, 24 (8): 1834-1844.

147. Wang CJ, Huang XJ, Gong LZ, et al. [Observation on the efficacy of consolidation chemotherapy combined with allogeneic natural killer cell infusion in the treatment of low and moderate risk acute myeloid leukemia].

Zhonghua Xue Ye Xue Za Zhi, 2019, 40（10）: 812-817.

148.Federico SM, McCarville MB, Shulkin BL, et al. A Pilot Trial of Humanized Anti-GD2 Monoclonal Antibody（hu14.18K322A）with Chemotherapy and Natural Killer Cells in Children with Recurrent/Refractory Neuroblastoma. Clin Cancer Res, 2017, 23（21）: 6441-6449.

149.Modak S, Le Luduec JB, Cheung IY, et al. Adoptive immunotherapy with haploidentical natural killer cells and Anti-GD2 monoclonal antibody m3F8 for resistant neuroblastoma: Results of a phase I study. Oncoimmunology, 2018, 7（8）: e1461305.

150. Xiao L, Cen D, Gan H, et al. Adoptive Transfer of NKG2D CAR mRNA-Engineered Natural Killer Cells in Colorectal Cancer Patients. Mol Ther, 2019, 27（6）: 1114-1125.